实用临床骨科学进展

SHIYONG LINCHUANG GUKEXUE JINZHAN

张庆云　等 主编

上海交通大学出版社
SHANGHAI JIAO TONG UNIVERSITY PRESS

内容提要

本书从临床实用的角度出发，先简要介绍了骨科学基础知识、常用检查方法和治疗技术；然后将临床上常见骨科创伤与多发的骨科疾病逐一展开，分别详细阐述了其病因、发病机制、临床表现、相关检查、诊断、治疗与预后。同时，本书还介绍了骨科新观念、新理论、新技术在临床上的应用，兼顾理论的准确性和知识的时效性，既有骨科学专业特点，也有很强的科学性和实用性，能更好地满足现阶段骨科学行业的需要，适合骨科相关医务工作者参考使用。

图书在版编目（CIP）数据

实用临床骨科学进展 / 张庆云等主编. --上海 ：上海交通大学出版社，2021

ISBN 978-7-313-24388-1

Ⅰ. ①实… Ⅱ. ①张… Ⅲ. ①骨科学 Ⅳ. ①R68

中国版本图书馆CIP数据核字（2021）第073553号

实用临床骨科学进展

SHIYONG LINCHUANG GUKEXUE JINZHAN

主　　编：张庆云 等

出版发行：上海交通大学出版社　　地　　址：上海市番禺路951号

邮政编码：200030　　电　　话：021-64071208

印　　制：广东虎彩云印刷有限公司

开　　本：710mm × 1000mm 1/16　　经　　销：全国新华书店

字　　数：213千字　　印　　张：12.25

版　　次：2023年1月第1版　　插　　页：2

书　　号：ISBN 978-7-313-24388-1　　印　　次：2023年1月第1次印刷

定　　价：198.00元

编委会 BIANWEIHUI

主编简介 ZHUBIANJIANJIE

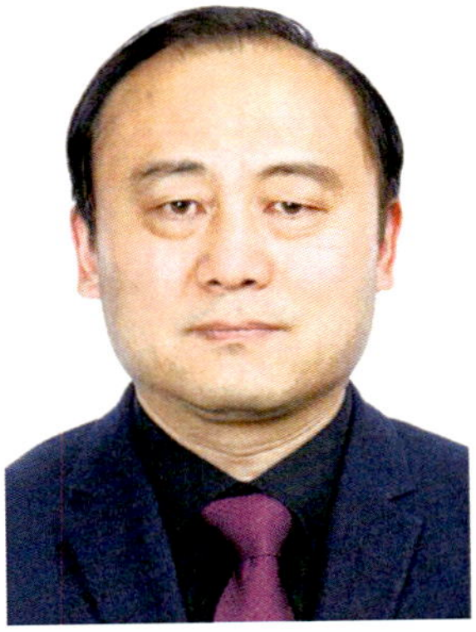

张庆云

副主任医师。毕业于山东中医药大学骨伤系，现任聊城市中医院创伤骨科副主任，兼任山东省老年骨科专业委员会委员、山东省聊城市中医骨科委员会委员、山东省骨结核专业委员会委员。曾荣获聊城市“青年科技奖”及“聊城市专业技术拔尖人才”“聊城市优秀科技工作者”等荣誉称号，记三等功1次。在省级以上杂志发表论文23篇，其中《中华骨科杂志》2篇、《中医正骨》2篇，主编《实用骨伤科诊疗学》，被《中医外科杂志》《中华现代中医学杂志》聘为编委。获国家发明专利1项，新型实用专利1项。

前言

Foreword

随着科学技术的飞速发展和生产力的不断进步，我国骨科学也获得了很大提升。随着国内外信息、学术交流日趋频繁，许多国际前沿的新技术、新理论、新材料在国内逐渐推广，增加了骨科患者治疗方法的选择范围，提高了骨科疾病的治疗效果。当今骨科学既沿袭了我国传统医学历史长河中有益的经验和学术思想，又总结了近代骨科名家的先进技术、理论和方法，同时还吸收了现代科学技术发展的新成就，从而加快了我国骨科学的发展步伐。

纵观我国骨科学发展的过程和现状，我们既为它取得的卓越成就而感到欣慰，更为它经历过的艰难曲折以及仍面临的艰巨任务而感到揪心和焦虑。临床医务工作者必须不断学习、交流临床诊治经验、熟悉并掌握新的骨科学进展，才能跟上骨科学发展的步伐，更好地为患者服务、为人类健康保健提供可靠的保障。为了能给骨科医师提供一部特色突出、系统而又全面的临床参考用书，我们特参阅了国内外大量最新、最权威的文献，取其精华，并结合了多年的骨科诊治经验，认真总结了骨科学的发展进程，精心编写了《实用临床骨科学进展》一书，旨在系统阐述骨科学的理论、方法和技术，总结各位专家在骨科学方面的丰富经验和心得体会，全面反映现代临床骨科学在防治骨伤及骨病等方面的成就和方法，介绍现代骨科学的主要进展和先进技术。

本书内容新颖、资料翔实、文字精练，既有骨科学专业特点，又有很强的针对性。内容共9章，前3章简要叙述了骨科学基础知识、检查方法和治疗技术；后6章就脊柱损伤、肩部骨关节损伤、上肢骨关节损伤、髋部骨关节损伤、下肢骨关节损伤等临床常见骨科创伤与多发的骨科疾病进行了全面介绍，详细阐述了其病因、发病机制、临床表现、相关检查、治疗与预后。同时，本书还介绍了骨科新观念、新理论、新技术在临床上的应用，兼顾理论的准确性和知识的时效性，也具有很强的科学性和实用性，对提高临床医务工作者的临床思维能力和临床实践能力大有裨益，可作为临床医师进行科学、规范、合理诊治的参考用书。

由于编者编写时间紧张、编写经验有限，在编写过程中难免存在局限性，故书中的不足之处，恳请广大读者见谅，并望批评指正。

《实用临床骨科学进展》编委会

2020年10月

目录

Contents

第一章 骨科基础知识

第一节 骨的构造和生理学

骨是骨骼系统的主要器官，由骨膜、骨质和骨髓三部分构成。骨膜是骨的被覆。骨质即骨组织，由骨系细胞和骨间质组成。骨系细胞主要指骨原细胞、成骨细胞、骨细胞与破骨细胞等，有时也涉及中胚层间充质的多能干细胞。骨间质即骨组织的细胞外间质，通常分为有机间质与无机间质。有机间质由骨胶原纤维和无定形基质组成；无机间质即骨盐，它们主要沉积在骨的胶原纤维上。

一、骨组织的细胞

骨组织的基本细胞有 4 种：骨原细胞、成骨细胞、骨细胞和破骨细胞。其中骨细胞最多，埋于骨间质内部，其他细胞均位于骨质的表面（边缘）。

（一）骨原细胞

骨原细胞也称前骨母细胞或骨祖细胞，它们是骨组织的干细胞。位于骨外膜和骨内膜的深处。骨内膜除贴覆在长骨干皮质骨内面外，也贴覆在小梁骨表面和骨内管道系统的腔面。换言之，在骨膜与骨质的表面之间（或者说在骨膜的最深层），覆有一层骨原细胞。此外，在骺板的毛细血管周围及其软骨小梁处，也有少量骨原细胞。骨原细胞的形态与内皮细胞或成纤维细胞相似。在生理条件下，骨原细胞与骨的生长和重塑建有关；它也参与骨折愈合的修复。利用^{3}H标记的胸腺嘧啶标记骨原细胞后，只在分化的成骨细胞和破骨细胞内检测到^{3}H-胸腺嘧啶。这表明骨原细胞可以通过有丝分裂、增殖和分化，形成成骨细胞和破骨细胞。

（二）成骨细胞

成骨细胞又称骨母细胞，它们位于骨膜的深处，新生骨的表面。成骨细胞比较大，呈多形性，可以是矮柱状、立方形、椭圆形或扁平梭形。细胞直径 20～50 μm，胞质丰富，因含大量核糖核蛋白，故呈较强的嗜碱性，染色为深蓝色。细胞核较大，呈圆形或椭圆形，核染色质少而透明，核仁明显，有 1～3 个。细胞核常位于新生骨表面的对侧，而胞质靠近新生骨。在细胞中央与核相邻处，常有一透明区。

成骨细胞常呈单行排列，颇似覆盖于新生骨表面的一层上皮。成骨细胞表面有许多长短不一的突起，细胞之间借突起相互连接形成网络。成骨细胞间有时也形成缝隙连接。当成骨细胞转化为骨细胞后，这些突起则成为骨小管内的骨细胞突起。幼儿的成骨细胞较成人的多。

在电镜下，成骨细胞有大量发育良好的粗面内质网、游离核糖体和发达的高尔基复合体。它们也富于线粒体，其线粒体比较小，多为圆形。此外，可见溶酶体、胞饮泡、空泡和糖原颗粒等。

1.成骨细胞的功能

成骨细胞的主要功能有以下 3 方面。

(1)合成与分泌骨基质的胶原和蛋白质。在成骨细胞的粗面内质网中合成胶原的前体，再转移到高尔基复合体内合成原胶原，经分泌性管泡排放到细胞外。在细胞外，原胶原转变为胶原。此外，成骨细胞合成分泌多种糖蛋白和非胶原骨基质蛋白，这是组成无定形骨基质的主要成分。

(2)参与类骨质的矿化过程。在矿化过程中，类骨质内的基质小泡有重要的作用，当基质小泡破裂后，局部磷酸盐浓度增高，出现钙盐结晶，这是类骨质钙化的核心，并且迅速扩展，使类骨质矿化。据学者认为，成骨细胞的线粒体或高尔基复合体是形成基质小泡的结构。形成的基质小泡逐渐移向胞膜下区，并且有微量钙盐沉积。基质小泡被排放到基质内后，很快成为类骨质钙化的核心。近代的研究报道了一些相关的证据，例如：①在出现类骨质时，成骨细胞内线粒体数量很多，而胞外基质小泡发生钙盐沉积时，线粒体的数量则明显地减少，这提示线粒体可能形成基质小泡。②成骨细胞的线粒体含有钙、磷颗粒，即线粒体内小体，携带钙、磷颗粒的线粒体可移行到成骨细胞的胞膜下区，这提示线粒体可以把血液中的钙、磷运送至钙化部位，然后排放到细胞外。③线粒体可以摄取血液的钙和磷，并且输送给高尔基复合体的囊泡。囊泡再与细胞膜结合，以胞吐方式排出细胞，即可诱导类骨质的钙化，尽管目前尚不能确定基质小泡是源于线粒体和(或)源于高尔基复合体的囊泡，但是成骨细胞的线粒体对矿物质的运输确有重要作用。④基质小泡内含有碱性磷酸酶、焦磷酸酶和 ATP 酶等与矿化相关的酶。⑤基质小泡沉积在类骨质内，而小泡膜的磷脂成分与钙离子有很强的亲和力，这提示基质小泡是介导类骨质矿化的重要成分。

(3)分泌细胞因子如胰岛素样生长因子、转化生长因子和血小板源生长因子等，调节破骨细胞、造血和免疫系统的功能。

2.成骨细胞的分型

依据成骨细胞的形态和功能状态可以分下述几型。

(1)前成骨细胞：是处于静止状态、未被激活的成骨细胞，呈扁平状，无合成骨基质的功能。

(2)柱状或立方形成骨细胞：是处于最活跃状态的成骨细胞，前成骨细胞在内环境因子，特别是甲状旁腺激素的作用下被激活，转变为柱状成骨细胞。当这类细胞增多时，类骨质的面积扩大，其厚度增加。

(3)中间型成骨细胞：当柱状成骨细胞合成与分泌骨基质的功能达到高峰时，其功能将逐渐跌落，细胞也逐渐变为扁平，它们分布在新生骨基质的表面。

(4)覆盖型成骨细胞：由中间型成骨细胞转化而来，当成骨细胞分泌完骨基质后，多数成骨细胞将自身埋于骨间质内，则成为骨细胞。部分成骨细胞恢复到静止状态，停留在新生类骨质的表面，变成扁平的覆盖型成骨细胞。覆盖型成骨细胞也称骨衬细胞，它们具有界膜的作用，分隔血管与新生的骨基质，一些营养成分、矿物质和水可通过此层从血液进入骨组织。而且在适宜刺激出现时，覆盖型成骨细胞还可以被激活，执行活跃的功能。活跃的成骨细胞、骨衬细胞与骨基质的相互作用，对于成骨细胞的增殖和分化具有重要的意义。

此外，成骨细胞家族的细胞与骨细胞及骨基质之间，通过骨小管内的细胞突起进行广泛的通信联络。骨内的细胞网络对于调节骨骼的动态平衡有重要的作用。而细胞之间、细胞与基质之间的相互作用是由细胞粘连分子介导的，这对于理解骨骼周转中成骨细胞作用具有重要的意义。细胞粘连分子表达的变化对于探明人类骨骼系统疾病有一定的意义。

(三)骨细胞

骨细胞位于骨基质的骨陷窝内。成骨细胞逐渐丧失成骨功能，而转变为骨细胞。骨细胞是多突起细胞，胞体为扁平椭圆形，突起细长，数量较多，位于骨小管内，相邻骨细胞的突起之间形成缝隙连接。骨细胞及其突起与骨陷窝和骨小管之间，存在少量骨液，即骨组织的细胞外液。骨细胞胞质内含线粒体、高尔基复合体和粗面内质网等。细胞核呈卵圆形，染色质多，位于胞体的中部。骨细胞的完整和活力不仅是骨生命力的标志，而且也是保持骨组织完整性的重要成分。

1.骨细胞的分型

由于骨细胞经历着逐渐发育、成熟、衰老和死亡的过程，故可以把骨细胞大致分为4型。

(1)形成期骨细胞：位于钙化骨基质的浅层，形态酷似成骨细胞，胞体肥胖较大，骨陷窝也比较大。胞质的内质网发育良好，高尔基复合体和线粒体较多，胞质内可见多数空泡。细胞核多位于细胞的一侧。形成期骨细胞仍具有微弱的合成与分泌细胞间质的功能，使骨陷窝壁逐渐沉积一些新生的间质而缩小，骨细胞体积也逐渐缩小，转变为成熟的骨细胞。

(2)成熟期骨细胞：位于板状骨的内部，其长轴平行于板状骨的板层。细胞体积比形成期骨细胞略瘦小，呈扁平或卵圆形，有许多细而长的细胞突起，胞质内的粗面内质网、线粒体和高尔基复合体等数量减少。细胞核较大，位于细胞的中央区。

(3)吸收期骨细胞：体积进一步减小，而骨陷窝扩大，骨细胞周围的骨质出现溶解征象。胞质内的粗面内质网和线粒体数量极少，高尔基复合体不发达。这表明其合成蛋白质的功能已经十分低下。在骨细胞周围的间隙内，可见脂质、蛋白质和断裂的胶原，这些可能是骨细胞间质的崩解产物。由于此期常出现骨内膜下破骨性吸收，所以有学者认为，出现崩解产物表明这类骨细胞具有吸收骨间质的作用。

(4)变性期骨细胞：此期的骨细胞胞质内出现许多空泡，粗面内质网、线粒体和高尔基复合体基本消失。变性期骨细胞的出现，一方面表明骨细胞衰老死亡的新旧更迭过程；另一方面，这种现象也见于成人骨的重塑建，即所谓的骨细胞性微观重塑建。骨重塑建是在应力负荷的作用下，通过破骨细胞吸收骨质，和成骨细胞分泌骨基质形成新骨，而进行的细微的、周期性的骨质更新活动。

2.骨细胞的功能

(1)骨细胞是构成骨组织的最基本的细胞成分和功能单位，它的存在和更新，赋予骨组织生命力和生物力学的特性。

(2)由于形成期骨细胞胞质内碱性磷酸酶的活性很高，胞质内富于粗面内质网、线粒体和高尔基复合体等细胞器，所以认为骨细胞具有合成与分泌原胶原的功能。

(3)由于骨细胞内显示有焦磷酸酶和特异性脂酶的活性，一些骨细胞含有比较多的线粒体和高尔基复合体，所以骨细胞可能与骨盐的代谢和(或)骨的钙化有关。

(4)在甲状旁腺激素和骨液钙浓度的调节下,骨细胞通过激活或抑制骨陷窝壁的骨质溶解,以维持血清钙含量的稳定。一些骨细胞含有比较多的溶酶体,也从结构上支持骨细胞参与骨质吸收的功能。这种骨质吸收也称为骨细胞性骨溶解。在体内出现激动骨吸收的信息后,骨细胞性骨溶解可以迅速被激活,而破骨细胞的动员和投入,往往需要更长的间隔时间。

(5)执行骨细胞之间信息和物质传递:骨细胞的突起沿骨小管伸展,在基质内与相邻的骨细胞相连接,这是骨细胞之间进行信息传递的结构基础。骨细胞的微丝和微管,是细胞内离子和分子运输的通道,也是骨细胞间电解质与小分子物质交换的通路。这保障了信息和物质沿骨细胞网络的顺利和及时的传递。

(6)执行骨细胞与体液之间信息传递和物质交换:微骨小管是从骨小管分出的放射状微管,它们散布在细胞间质的胶原原纤维之间,形成骨细胞与骨液之间进行信息传递和物质交换的界面,也是骨与血液之间进行信息传递和物质交换的界面。

(7)形成骨原细胞:多数骨细胞位于基质内,直到衰老死亡,但当破骨细胞吸收骨细胞周围的钙化基质后,部分没有死亡的骨细胞可自骨陷窝内暴露,并且可能返祖形成骨原细胞,再转变为成骨细胞,实现成骨循环。

(四)破骨细胞

破骨细胞位于骨膜下或小梁骨破骨区的豪氏陷窝内,数量较其他骨细胞少。患甲状旁腺功能亢进症患者的骨切片可见比较多的破骨细胞,其胞体也比正常人的大。通常把破骨细胞分为多核破骨细胞、单核破骨细胞和覆盖型破骨细胞3种,以多核破骨细胞最为常见,其结构也比较典型。

1.关于破骨细胞的分型和形态构造

(1)多核破骨细胞:此型破骨细胞形体巨大,直径为30～100 μm。成熟破骨细胞的胞质呈嗜酸性,幼稚破骨细胞的胞质多为异染性,有时呈嗜碱性,胞质内有泡沫状小泡。电镜下可见大量粗面内质网、发达的高尔基复合体、丰富的线粒体和溶酶体以及微管、微丝和嗜锇颗粒等。

一般可有6～50个细胞核,最多可达100个以上。核的形态多为不规则的圆形或卵圆形。细胞核内染色质颗粒微细,分布均匀,核浅染,有1～2个核仁。

在细胞和骨面的贴附区,破骨细胞胞质的边界不清,有纤细的指状突起伸入骨基质内,称为皱褶缘,也称纹状缘或刷样缘。皱褶缘由许多突起与凹陷构成,突起的大小和形状各异,与骨基质相贴,胞质的内容物可以经皱褶缘渗透到骨的表面。皱褶缘处的突起,覆以胞膜,表面为小鬃毛样结构,长为15～20 nm,间隙为 20～25 nm。皱褶缘之间有特化的胞膜，有纤细的无定形颗粒物，称为透明带。皱褶缘和透明带是骨质吸收的重要装置，皱褶缘溶解和吞噬分解的骨基质，透明带把吞噬的骨基质加以包围和封闭，以保持最适宜的骨吸收微环境。

在透明带处可见与细胞表面垂直的、含纤维蛋白的微丝。微丝伸入到骨基质内，其功能是使皱褶缘沿骨表面移动，或封闭破骨细胞与骨相接触的部位，以控制皱褶缘的组织液循环。埋藏在骨基质内的破骨细胞没有皱褶缘和透明带。

(2)单核破骨细胞：形体较小，数量极少，只分布在骨的吸收表面。细胞体呈圆形或椭圆形，常伸出 1～2 条突起，胞质呈嗜碱性，只有一个细胞核。

(3)覆盖型破骨细胞：由活动期破骨细胞转化而来，处于静止状态，无骨吸收作用。

2.关于破骨细胞的功能

(1)破骨细胞有强大的骨吸收功能：破骨细胞表面富于突起、微绒毛、皱褶缘和透明带，细胞内富含酸性磷酸酶、溶酶体、嗜锇颗粒、空泡和吞噬的骨质和骨盐碎粒，而且在细胞基底部皱褶缘区常分布比较多的线粒体，一些骨盐颗粒常附着在线粒体嵴上。这些都提示破骨细胞具有旺盛的吸收和消化骨质的功能。

(2)破骨细胞是变性骨间质的“清道夫”：根据 Reymold 提出的原理，对于骨间质的吸收过程可以概述如下。①破骨细胞的皱褶缘与透明带形成完整的骨吸收装置，为骨吸收提供适宜的微环境。线粒体和溶酶体集中在皱褶缘下，溶酶体释放，使局部微环境酸化。酸性磷酸酶使骨质溶解，先把骨盐移出，与胶原纤维分离。②破骨细胞吞噬断裂的胶原纤维和骨盐碎粒，由胞质内溶酶体进一步消化胶原，骨盐被线粒体摄取，完成了骨间质的吸收和消化。研究表明，破骨细胞胞质内还含有 β-半乳糖苷酶、β-糖苷酶、ATP 酶和亮氨酸氨基酞酶，这些从生物化学角度提示了破骨细胞的功能，但是在破骨细胞未能分离出胶原酶。

(3)参与骨组织的塑建和重塑建：破骨细胞的基本功能是吞噬老化变性的矿化骨，参与骨组织的代谢更新过程。成骨细胞形成新骨与破骨细胞对于骨组织的破坏和吸收是骨组织的发生、生长、发育、成熟、老化和更新等生理过程必不可少的两个方面，通过二者的协同活动完成骨塑建和重塑建。

3.关于破骨细胞功能的调制

破骨细胞的活动主要接受激素和局部因子的调控，对于这些虽然还没有十分透彻的了解，但是已经证明了一些环节。

(1)破骨细胞的激动：现已证明，破骨细胞胞膜上有甲状旁腺激素受体和降钙素受体。在甲状旁腺激素的刺激下，破骨细胞激动，细胞的数量增加，细胞核内 RNA 合成增加，进而胞质内 RNA 含量增加，破骨细胞的功能增强。降钙素可以使破骨细胞的皱褶缘和胞质内的液泡数量减少或消失，从而抑制破骨细胞的活动。此外，成骨细胞胞膜也有甲状旁腺激素受体和 1，25-二羟维生素 D_3 受体，这表明成骨细胞可能也参与破骨细胞功能的调节。

（2）局部因子对破骨细胞功能的调节：一些研究表明，骨吸收受局部因子的调节。例如：①植物血凝素可以激活人的淋巴细胞，使其分泌破骨细胞激活因子；当淋巴细胞与巨噬细胞交互作用时也可以产生破骨细胞激活因子。破骨细胞激活因子可以诱导破骨细胞的形成，并且激活其骨质吸收活动。在破骨细胞激活因子的作用下，单个核细胞又可以反复融合，形成多核巨细胞。每次融合，均带进了新的信息，或带进破骨细胞的遗传信息。这样，在破骨细胞激活因子的作用下，破骨细胞数量也可以增加。②在局部还存在一种来自软骨的抗侵袭因子，抗侵袭因子不仅可以使破骨细胞的数量减少，而且能够使破骨细胞的皱褶缘变小和减少，从而抑制骨吸收。显然，局部破骨细胞激活因子与抗侵袭因子的协调活动是调节破骨细胞骨质吸收功能的重要因素。而且破骨细胞与单个核细胞之间的局部相互作用，可以调节破骨细胞在局部的功能。③前列腺素是另一个可促进骨质吸收的局部因子，局部前列腺素浓度增加时，骨质吸收加强，骨盐丢失增加，并且诱发骨质疏松。④骨髓巨噬细胞可以分泌粒细胞集落刺激因子，粒细胞集落刺激因子过度表达不仅可以削弱 BMP-2 的表达，而且能够抑制破骨细胞的骨质吸收活动。由此可见，破骨细胞在局部的吸收功能，也是受到局部组织特异性影响的。

4.关于破骨细胞的来源和归宿

这是尚未解决的、存在一些争议的问题。对于破骨细胞的来源，存在着不同的看法：①流行的观点认为，在适宜因子的驱使下，一些骨原细胞通过增殖和分化成为破骨细胞；②部分多核破骨细胞可能是由单核破骨细胞融合而成；③有证据表明，间充质细胞可分化成为破骨细胞，而破骨细胞也可能逆转成为间充质细胞或成骨细胞；④有证据表明，造血干细胞、白细胞、单核细胞等血细胞可以分化形成破骨细胞；⑤有人认为破骨细胞是由骨髓内巨噬细胞演变而来，当多核巨噬细胞进入骨质内，可以转化为破骨细胞。

对于破骨细胞的归宿，有以下几种意见：①流行观点认为，衰老的破骨细胞通过变性崩解消失；②少量衰老的破骨细胞可能通过逆转，转化为成骨细胞；③少量衰老的破骨细胞可能通过逆转，转化为间充质细胞；④也有人报道，在小梁骨内部，活动状态的破骨细胞沿着骨小管的吸收表面，边匍行边吞噬和吸收衰老的骨组织，在这个移行过程中，破骨细胞的细胞核与胞质的数量可以逐渐丢失而进入衰老期。衰老破骨细胞的胞膜破碎，胞质与细胞核离散。离散的细胞核可以贴附在骨小管管壁上，在它获得新的遗传信息后，可以转化为骨小管腔面的衬细胞。因此，破骨细胞细胞核及胞质的丢失与破骨细胞的死亡之间是否必然相关，还是一个尚不完全明了的问题。

（五）间充质细胞

骨的间充质细胞是胚胎时期中胚层间充质细胞的后裔，数量不多，主要分布在骨膜下。它们是骨组织的多能干细胞，平时多处于静息状态，当功能需要时，可以分化为成纤维细胞和多能骨原细胞，后者可以进一步分化为成骨细胞和破骨细胞。所以间充质细胞是骨的储备细胞。

二、骨的细胞间质

骨的细胞间质也称骨间质，指骨组织细胞周围的物质，包括有机间质和无机间质。骨间质是骨细胞生存和进行功能活动的外环境和基质，对于骨细胞的发育、功能具有重要的调节作用。

（一）有机间质

有机间质主要由胶原纤维和无定形基质组成。无定形基质主要包括糖蛋白、蛋白多糖、非胶原骨蛋白、脂质、枸橼酸和酶等。

1.胶原纤维

胶原纤维是骨间质的有形成分，由胶原（蛋白）组成。胶原是体内含量最多、分布最广和功能比较复杂的蛋白质。机体胶原蛋白质的含量占全身蛋白质总量的 1/(3～4)。根据其肽链的组成，可以分为Ⅰ～Ⅳ型胶原，骨间质内的几乎都是Ⅰ型胶原（软骨内主要是Ⅱ型胶原）。体内的胶原多以胶原纤维的形式存在，其直径为 10～100 μm。胶钙盐即沉积在胶原原纤维上，形成坚硬的骨质。胶原原纤维由原胶原分子按定向排列组成，分子之间通过共价键搭桥交连，形成结构稳定的胶原原纤维。胶原属于不溶性硬蛋白。Ⅳ型胶原的原胶原分子都是由 3 条α肽链螺旋盘绕组成。Ⅰ型胶原分子由 2 条 α_1 肽链和 1 条 α_2 肽链组成。α肽链主要由甘氨酸、脯氨酸、羟脯氨酸、赖氨酸和羟赖氨酸等 20 种氨基酸组成。其中甘氨酸含量约占氨基酸总量的 1/3；因为体内含羟脯氨酸和羟赖氨酸的蛋白质比较少见，所以这两种氨基酸是原胶原分子的特异性成分。一些学者认为，甘氨酸和羟脯氨酸之间形成的氢键可以增加原胶原肽链的稳定性。胶原约占骨间质中有机物质的 93%，在未矿化的类骨基质中，胶原所占的比例可达96%。

成骨细胞、成软骨细胞和成纤维细胞都可以合成与分泌可溶性原胶原分子，在间质内它们互相聚合，紧密排列，形成胶原原纤维和胶原纤维。在细胞的粗面内质网上，通过mRNA合成前α肽链，进入粗面内质网的管内，在脯氨酸和赖氨酸羟化酶的作用下，使前α肽链的脯氨酸和赖氨酸羟化，生成羟脯氨酸和羟赖氨酸，再脱去多余的氨基酸和糖化，形成α肽链。3条肽链互相扭转形成原胶原分子。羟化反应是耗氧反应，所以充足的氧供应是合成原胶原的重要条件之一；缺氧使骨折愈合延缓可能与此有关。维生素C和铁离子可以维持羟化酶的活性，所以充足的维生素C和铁离子供应，有利于创伤和骨折愈合。原胶原分子进入高尔基复合体，通过高尔基复合体和微管把原胶原分子分泌到细胞外。在间质内，原胶原分子平行排列，依靠电荷的吸附作用，互相重叠聚合，形成胶原原纤维。原胶原分子比较长(其长280 nm，宽1.5 nm)，其重叠部分的长度为64～67 nm，约相当于其分子长度的1/4。在1个分子的末端与下1个分子的始端之间，存在的缝隙称为洞带。诸原纤维分子洞带可能是矿物质开始沉积于原纤维的部位，钙化过程由此向周围放射状扩散。所谓的成核作用即指矿物质沉积于胶原原纤维洞带的过程。

2.糖蛋白

糖蛋白是碳水化合物与蛋白质的络合物，在体内分布十分广泛。糖蛋白的蛋白质部分与一般蛋白质没有明显的差别。而其糖链是受遗传决定的、具有种系和功能差异的结构集团。糖链的数目、种类及其在肽链上的空间分布等，对于糖蛋白的功能、特性具有决定性意义。成纤维细胞、成软骨细胞和成骨细胞都有合成与分泌糖蛋白的功能。在这些细胞内质网的核蛋白体内，根据mRNA提供的信息进行糖蛋白的合成。单糖残基和肽链是分别合成的，然后再把单糖残基装配到肽链的适当位点上，就合成了具有特定功能意义的糖蛋白。

3.蛋白多糖

蛋白多糖也称黏多糖或氨基多糖。人体常见的蛋白多糖有透明质酸、硫酸软骨素A、硫酸软骨素B和硫酸软骨素G、肝素、硫酸类肝素和硫酸角质素等。在软骨内含有大量(约50%)硫酸软骨素和透明质酸，而骨质内硫酸软骨素含量仅有5%。氨基多糖是构成蛋白多糖的基础单位，若干氨基多糖连接在蛋白质核心链上，则构成各种各样的蛋白多糖。一般认为氨基多糖链是在粗面内质网上合成的，合成后可以转移到滑面内质网中和高尔基复合体内，继续合成蛋白多糖。蛋白多糖合成后可以被分泌到细胞外。

糖蛋白和蛋白多糖的功能因所在的组织而异。在骨组织内，其作用可以概括为以下几项。

(1)促进钙盐沉积和成骨：硫酸软骨素的硫酸基与基质中的钙离子结合，促进钙离子与磷酸根结合，形成骨盐。在这个过程中，成骨细胞释放溶酶体促使蛋白多糖分解，释放出磷酸钙结晶，并沉积在胶原原纤维的洞带，促进软骨化骨的进程。

(2)促进骨折愈合：氨基多糖的释放，可以促进胶原的合成与分泌，产生更多的骨基质，有利于骨痂的形成和骨折愈合。

(3)调节骨间质内的成分：蛋白多糖富含硫酸根，可以促使钙、镁、钠和钾等阳离子进入骨间质内。

4.非胶原骨蛋白

已经查明在有机骨间质内除胶原、糖蛋白和蛋白多糖等蛋白质以外，还有少量非胶原骨蛋白，其中包括骨钙素、骨粘连蛋白和骨桥梁蛋白等。根据对成骨过程中非胶原骨蛋白基因表达时相的观察，它们与成骨细胞的分化有关，而对于骨生成及其矿化没有直接作用。

5.脂质

骨间质中脂质多以磷脂的形式存在。由于磷脂与钙离子有显著的亲和力，所以基质中的脂质具有促进钙盐在骨基质中沉积的作用。从一定的意义上讲，骨间质中的脂质具有离子结合作用，也是产生骨盐结晶核的部位。

6.枸橼酸

骨组织富含枸橼酸，其含量约占全身总量的70%。骨内的枸橼酸主要分布在羟磷灰石的表面，枸橼酸常与钙离子结合形成枸橼酸钙，有利于骨钙的沉积和保持。此外，枸橼酸对于糖、脂肪和蛋白质的氧化代谢过程有一定的作用，在三羧酸循环中，可以产生能量。但是当骨间质中枸橼酸含量过高时，由于局部环境的酸化，可以促使骨盐溶解和脱失，甚至可以启动溶骨作用。

7.酶

骨组织有活跃的新陈代谢活动，因此骨组织内具有各种蛋白质合成和糖原代谢的酶体系。此外，在成骨细胞内有高表达的碱性磷酸酶活性，这与成骨细胞的合成代谢有关。特别是在钙离子与磷酸根结晶之前，碱性磷酸酶的活性与骨基质的形成有关。新生骨和钙化软骨等处，都有碱性磷酸酶。在骨细胞内有比较高的酸性磷酸酶活性。在破骨细胞内有糖酵解酶的活性，它可以使葡萄糖转变成丙酮酸盐，形成腺苷三磷酸，丙酮酸再转化为乳酸盐。这可以激动骨质吸收。溶酶体含有大量酸性水解酶，这是促进蛋白质分解代谢的酶系，并且可以溶解骨细胞及其周围骨基质。胶原酶是特殊的蛋白溶解酶，可以使胶原分解成3条α肽链；但是在破骨细胞内，尚未发现有胶原酶。

(二)无机成分

无机成分由水和骨盐组成。骨盐主要是羟基磷灰石和磷酸钙。

1.水

在骨组织中，水以“游离水”和“结合水”两种形式存在。“游离水”是指在类骨组织钙化前，类骨组织细胞间质中的水，即组织液。它是骨组织细胞间液的主要成分，可以输送离子，组成羟磷灰石内的一部分水，并且与胶原原纤维分子的氢链连接。在骨化开始后，由于磷酸钙复合物的沉积，使骨盐结晶、离子、胶原原纤维和蛋白多糖之间的间隙变小，在静水压和渗透压的驱使下，“游离水”渗入骨间质的组织成分内，并且与之结合成为“结合水”。

2.骨盐

在成熟的皮质骨中，矿物质含量可高达干骨总量的86%。脊椎动物骨的矿物质主要是羟磷灰石和磷酸钙，其分子结构与自然界存在的羟磷灰石相似。骨含有的钙是全身钙总量的99%，骨磷为全身磷总量的90%。成熟骨钙/磷比值为2.15，而幼稚或部分矿化骨组织的钙磷比值约为1.95。在电镜下矿化组织可见单个结晶，呈扁平板状。有的观察则发现是呈棒状，其体积小于牙釉质结晶。除以上钙盐外，在骨内还含有碳酸钙、柠檬酸钙、磷酸氢二钠和一些微量元素如铜、锰、矽、硅、镁、钴和铁等。

三、骨膜

骨膜是骨的重要结构成分和功能成分。营养骨的血管需要穿行骨膜达到骨质内部；骨的感觉神经主要分布在骨膜的感受器，这是接受内、外环境刺激和向骨组织传递应力、化学和生物学信息的受纳器。作用于骨膜的应力刺激，既可以比较直接地传递给骨膜深部的干细胞、成骨细胞、破骨细胞和骨细胞，也可以通过骨质传递给骨间质内的骨细胞，或者通过对骨小管内骨细胞突起的作用，通过骨细胞网络，比较迅速而直接地传递给各方位的骨细胞。骨膜与骨组织发生、吸收、形成和改建相关细胞的关系十分密切。这些细胞多数来源于骨膜，或骨膜下的间充质。根据骨膜所在的位置，可以把骨膜分为骨外膜和骨内膜。

(一)骨外膜

骨外膜被覆在皮质骨的外表面，由内、外两层组成，外层致密而厚，由致密结缔组织和密集的胶原纤维束组成。由此胶原纤维束向深部发出一些较粗而密集的纤维束，穿过骨质抵达内环骨板。这些纤维称为穿通纤维，对骨外膜和韧带起固定作用。骨外膜的内层比较疏松，含有比较多的血管及神经分支，细胞成分也比较多，例如骨原细胞、成骨细胞和成纤维细胞等。有一些资料表明，如果一块骨有大面积骨外膜脱失，该骨将不可避免地变性坏死。

(二)骨内膜

在皮质骨内表面、小梁骨表面和骨质内部管道和陷窝，特别是哈氏管和福氏管的表面，都衬覆一薄层结缔组织膜，称骨内膜。骨内膜柔软而菲薄，缺乏胶原纤维，衬有一层扁平细胞。细胞排列整齐，颇像单层扁平上皮，细胞间有缝隙连接。通常将之称为衬细胞。衬细胞与骨细胞的突起之间可能也有缝隙连接。衬细胞虽然扁平，但是具有成骨细胞膜电位，故认为它们是静止型成骨细胞，也称内表面骨细胞。衬细胞把骨质与邻近的软组织分隔开，可能具有“血骨屏障”的作用。

四、骨髓

成体的骨髓分为黄骨髓和红骨髓。黄骨髓分布在管状骨骨体的骨髓腔内，主要由脂肪组织构成。脂肪组织由网状组织构成支架，在网眼内填充大量脂肪细胞，是机体脂肪和热量的贮存库。有人认为，在脂肪组织网状支架内可能存在少量具有分化为造血细胞潜能的网状细胞。在一些特定情况下，它们可能被激活，恢复造血功能。红骨髓是造血组织，分布在小梁骨织成的网眼内。骨髓细胞分泌的一些细胞因子对于骨塑建和骨重塑建具有一定的调节作用。

第二节　骨的病理生理

一、骨坏死

骨坏死可通过死骨染色来辨认，坏死灶比正常骨更呈深蓝色，陷窝细胞消失，骨边缘参差不齐，病灶边缘出现破骨细胞，表示骨质正在被吸收。

(一)病因与发病机制

1.血管机械性破裂

骨折、脱位、非创伤性应力或疲劳骨折可以引起血管机械性破裂。

2.动脉血管闭塞

血栓形成、栓塞、脂肪栓、氮气泡可引起动脉血管闭塞。

3.动脉壁损伤或受压

血管炎或放射性损伤，血管中导致血管痉挛物质的释放，髓腔中外渗的血液、脂肪或细胞成分对血管壁产生的压力或化学反应均可使血管受到损伤。

4.静脉回流血管闭塞

静脉回流血管闭塞也是造成骨坏死的重要原因之一。

(二)形态改变

在血管损伤的第2周，骨髓成分开始呈现坏死迹象，包括造血细胞、毛细血管内皮细胞和脂肪细胞的坏死。萎缩的骨细胞产生典型的空洞腔隙坏死骨。如果骨坏死发生在松质骨，并且修复反应已经启动，那么邻近骨组织的首发反应为反应性充血和血管的纤维性修复。光镜下，可见骨细胞变性坏死，陷窝内骨细胞消失，骨小梁结构尚存，骨髓成分变为许多核碎屑并呈泡沫状。继之死骨逐渐吸收，新生血管及纤维组织长入坏死区，在坏死骨小梁一侧可见破骨细胞，另一侧可见增生活跃的成骨细胞，并有新骨和肉芽组织形成，出现所谓的“潜行性代替”现象。

二、骨质疏松

骨质疏松是正常骨矿化的骨量减少伴脆性增加的一种骨病变。随着骨生长发育的完成，人体的骨量在约30岁时达到顶峰，以后逐渐下降。骨质疏松的原因有多种，常发生在绝经期的妇女(绝经期后骨质疏松症)，由于激素水平的变化，骨量会发生急剧的丢失。骨量的下降将导致骨强度降低，从而使骨折发生概率增加。骨活检标本不但可用于观察骨的一般结构和病理变化(如皮质骨和小梁骨容量下降，骨小梁断裂、稀疏)，还可用于评价骨的生物力学强度。绝经期后骨质疏松时，骨小梁结节减少，断端增多，伴累积性微损伤。由于骨质疏松症的病因不同，其病理表现也有一些差异。

三、佝偻病/骨软化症

佝偻病/骨软化症主要病理改变是软骨及新生骨钙化不足，以干骺端最明显。软骨细胞的增生正常但不能成熟，有退变，异常的骺板使毛细血管不能伸入其中，因而不能形成骨小梁，结果干骺端由钙化不足的软骨和未钙化的骨样组织形成，此区易曲折变形。光镜下可见干骺端软骨细胞增生、排列紊乱，骺板增宽增厚，钙化不足，血管减少，以至骨端扩大呈杯状。骨质软化是指未矿化骨基质的积累，原因是骨矿化率减少，可能是由于各种先天和获得性代谢异常造成血清钙磷下降，或两者不适应于骨矿化和骨骺生长。

四、石骨症

石骨症又名大理石骨，是一种家族性遗传性骨发育障碍性疾病的总称，临床分为良性型和恶性型，X线片主要改变为广泛性骨硬化，骨密度增高，失去正常结构，骨小梁影像消失。主要病理改变是破骨细胞功能不足，钙化骨组织不能及时吸收而骨组织的增生又不断进行，故导致新生骨堆积，骨密度增高，皮髓质分界不清如大理石样，骨髓腔狭小以至消失，长骨干骺端加宽变成杆状。干骺端软骨柱排列紊乱，柱体加宽，排列扭曲，在软骨成骨过程中由于软骨不能及时被吸收而被包裹在钙化的骨基质中。

五、大块骨质溶解症

在X线片上，开始为一局限性骨质破坏，以后发展为骨质完全溶解消失。当骨质破坏进展时，残留端骨骼纤细，常发生病理性骨折，但无骨膜反应及骨痂形成，也不发生钙化。肉眼见骨皮质变薄或增厚，髓腔空虚，没有增生的肿瘤样组织。病灶处为坏死灶与成丛的脉管交织，血管腔大小不一，呈毛细血管样或海绵状。骨质被大片溶解，坏死处可见少量淋巴细胞。骨小梁纤细、分布稀疏，髓腔扩张，内有增生的结缔组织及血管。

第三节　关节的构造和生理

骨与骨之间借纤维结缔组织、软骨或骨组织以一定的方式相互连接形成的结构称为关节。

一、关节分类

根据骨间连接组织的不同和关节活动的差异，可将关节分为动关节和不动关节两类。动关节是指那些具有明显活动性的关节，包括两种：一种是滑膜连接，这种关节具有很大的活动性；另一种是联合关节，如耻骨联合和椎间连接，这种关节具有一定程度的活动性，但活动幅度较滑膜连接小，故也称为微动关节。不动关节是指那些没有活动性或活动性极小的关节，包括纤维性连接、软骨性连接和骨性连接3种。纤维性连接是指通过结缔组织将骨连接起来，如胫腓远侧骨间即通过韧带相互连接。软骨性连接借助于软骨相互连接，如肋软骨和胸骨之间是通过透明软骨连接在一起。骨性连接是指骨之间借骨组织的连接，骨性连接可由纤维连接转变而成，如成人颅骨之间；也可由软骨骨化而成，如各骶椎之间以及髂、耻和坐骨之间在髋臼处的骨性连接。

二、关节的血管、淋巴管和神经

（一）血管

关节的动脉主要来自邻近动脉的分支，在关节周围形成动脉网。从动脉网发出数条分支进入关节囊，发出骨骺支进入骨骺部。进入关节囊的血管可深入纤维层和滑膜层的各个层次，形成丰富的毛细血管网。在关节软骨周围，滑膜血管排列成环形网，形成关节血管环。

（二）淋巴管

关节囊的内层和外层均有淋巴管网。淋巴管起始于毛细淋巴管，淋巴液最终注入肢体的主干淋巴管。

（三）神经

支配关节的神经纤维按其性质可分为3种类型：躯体感觉神经纤维、本体感觉神经纤维和自主神经纤维。关节囊纤维层的神经纤维较滑膜层丰富，故纤维层对各类刺激都很敏感。而滑膜层的神经纤维少，对疼痛刺激不敏感，但对温度敏感，冷、热刺激可出现相应的血管收缩与扩张反应。

第四节　关节的病理生理

关节损伤可累及关节囊、关节囊韧带、滑膜、关节软骨和关节内软骨盘。

一、关节损伤的组织学分类

（一）关节软骨损伤

轻微损伤可能只发生关节软骨面的小区域、表浅损伤；较重的损伤可发生关节面软骨骨折、碎裂、脱落，后期可出现关节内游离体或脱落的软骨碎片引起关节交锁。

（二）关节内软骨盘损伤

关节内软骨盘损伤多见于膝关节半月板损伤。

(三)关节内韧带损伤

具有重要临床意义的关节内韧带损伤是膝关节内的交叉韧带。

二、关节软骨损伤的病理变化

软骨遭受创伤后，细胞肿胀、崩解、坏死、碎裂、脱落，软骨组织间出现裂隙，或称为软骨微小骨折；软骨细胞损伤后，分泌蛋白质溶解酶及胶原酶，使软骨基质遭受破坏，蛋白聚糖降解或丧失，胶原纤维暴露，逐渐出现老化，导致软骨进一步损害；严重软骨面损伤可致软骨下骨暴露，甚至软骨下骨骨折、出血，形成新骨，使骨的硬度增加，呈象牙样改变，使软骨的弹性下降，正常软骨的吸收震荡、缓冲应力的生物学功能降低；软骨微细骨折间隙被肉芽组织充填，逐渐形成纤维软骨，部分软骨钙化，形成骨赘，骨赘碎裂成片，成为游离体。

三、关节软骨的退行性变

大体观察关节软骨表面不光滑，失去光泽，关节软骨从蓝色透明逐渐变为浅黄色不透明，有脂质和色素沉着，软骨变薄，在负重区可出现蚀损。晚期软骨表面粗糙不平，可碎裂剥脱，暴露软骨下骨。

最初病理改变为表层软骨出现局灶性损伤，退变早期表现为表层软骨纤维化，以及表层细胞增殖，并伴有与关节面平行的软骨表层劈裂。最后整个病变处软骨变薄、裂开或发生溃疡样变，严重者软骨完全消失，软骨下骨暴露。软骨细胞密度降低，细胞结构和成分出现多种退行性变，如细胞内脂质含量和细胞外磷脂含量均随年龄增加而增加，内质网减少。

关节软骨退变时其基质也发生变化，细胞外基质浅层裂开，软骨外观不像正常时候的平滑且富有光泽，而呈丝绒状。间质水分含量明显降低，胶原成分增加。

椎间盘内蛋白多糖和水的含量下降，非胶原蛋白浓度增大，导致整个椎间盘弹性下降。

第五节　骨和软骨的组织修复

一、骨的损伤修复(骨折愈合)

骨折通常可分为外伤性骨折和病理性骨折两大类。骨的再生能力很强，经过良好复位后的单纯性外伤性骨折，几个月内便可完全愈合，恢复正常结构和功能。骨外膜、骨内膜中骨母细胞的增生和新骨质的产生是骨折愈合的基础。骨折愈合过程与软组织的愈合不同，软组织主要通过纤维组织完成愈合过程，而骨折愈合还需使纤维组织继续转变为骨来完成骨愈合过程。

（一）骨折愈合过程

实验结果表明，骨折愈合过程可分为以下几个阶段。

1.血肿形成

骨组织和骨髓都有丰富的血管，在骨折的两端及其周围伴有大量出血，形成血肿，6～8小时内形成含有纤维蛋白网架的血凝块，纤维蛋白网架被认为是纤维细胞长入血肿的支架。血肿周围的吞噬细胞、毛细血管和幼稚的结缔组织很快长入血肿，后者主要分化为产生胶原纤维的成纤维细胞。与此同时常出现轻度的炎症反应。由于骨折伴有血管断裂，在骨折早期，常可见到骨髓组织的坏死，骨皮质亦可发生坏死，如果坏死灶较小，可被破骨细胞吸收，如果坏死灶较大，可形成游离的死骨片。

2.纤维性骨痂形成

骨折后的2～3天，血肿被清除机化，新生血管长入，血管周围大量间质细胞增生，形成肉芽组织，血肿开始被肉芽组织取代，继而发生纤维化形成纤维性骨痂，或称暂时性骨痂，肉眼及X线检查见骨折局部呈梭形肿胀。约1周，上述增生的肉芽组织及纤维组织可进一步分化，形成透明软骨。透明软骨的形成一般多见于骨外膜的骨痂区，骨髓内骨痂区则少见。

3.骨性骨痂形成

骨折后的新骨形成，始于骨折后7～10天。上述纤维性骨痂逐渐分化出骨母细胞，并形成类骨组织，以后出现钙盐沉积，类骨组织转变为编织骨。纤维性骨痂中的软骨组织也经软骨化骨过程演变为骨组织，至此形成骨性骨痂。

按照骨痂的细胞来源及部位不同，可将骨痂分为外骨痂和内骨痂。外骨痂是由骨外膜的内层即成骨层细胞增生，形成梭形套状，包绕骨折断端。在长骨骨折时以外骨痂形成为主。内骨痂由骨内膜细胞及骨髓未分化间叶细胞演变成为骨母细胞，形成编织骨。

从部位来说，骨痂可分为骨外膜骨痂、桥梁骨痂、连接骨痂和封闭骨痂。在血肿机化之前，来自骨外膜的成骨细胞只能绕过血肿，沿其外围与骨折线两端的外骨痂相连，形成的骨痂称为桥梁骨痂。随着血肿的机化，纤维组织经软骨骨化，使内外骨痂相连，称之为连接骨痂。大约2周，髓腔损伤区大部分被成纤维细胞样的肉芽组织填充，逐渐转化为海绵质骨，由海绵质骨形成的新骨，从骨折两端开始，横过髓腔，称之为封闭骨痂。

4.骨痂改建或再塑

编织骨由于结构不够致密，骨小梁排列紊乱，故仍达不到正常功能需要。为了适应骨活动时所受应力，编织骨经过进一步改建成为成熟的板层骨，皮质骨和髓腔的正常关系以及骨小梁正常的排列结构也重新恢复。改建是在破骨细胞的骨质吸收及骨母细胞的新骨质形成的协调作用下完成的。

骨折在骨愈合过程中已开始塑形，在骨折愈合后，仍持续较长的一段时间，最初塑形较快，当骨折牢固愈合后逐渐变慢。使骨折愈合处塑造结实，髓腔再通，骨髓组织恢复，骨折线消失，恢复以前的正常结构，通常要几个月至几年。

（二）影响骨折愈合的因素

凡影响创伤愈合的全身及局部因素对骨折愈合都起作用。

1.全身因素

主要有年龄、营养因素，以及某些疾病如骨软骨病、糖尿病、维生素C缺乏症、梅毒、老年性骨质疏松等。

2.局部因素

（1）局部血液供应：影响骨折愈合最根本的因素是局部的血液供应。一切影响血液供应的因素都会直接影响骨折愈合过程。

（2）局部损伤程度：损伤严重的骨折，周围软组织损伤也较重，对周围组织和骨折断端血供影响较大，加重了骨折断端的坏死程度。局部创伤性炎症改变较重，骨折愈合较慢。

（3）骨折断端的及时、正确的复位：完全性骨折由于肌肉的收缩，常常发生错位或有其他组织、异物的嵌塞，可使愈合延迟或不能愈合。及时、正确的复位为以后骨折完全愈合创造必要的条件。

（4）骨折断端及时、牢靠的固定：骨折断端即便已经复位，由于肌肉活动仍可错位，因而复位后进行及时、牢靠的固定（如打石膏、小夹板或髓腔钢针固定）更显重要，一般要固定到骨性骨痂形成后。骨折可靠的固定，可使骨折愈合在良好的功能位置。

（5）感染：影响骨折愈合的另一因素。感染加重了骨的坏死程度，使骨折愈合过程受到干扰，可导致骨折延迟愈合和不愈合。

此外，应早日进行全身和局部功能锻炼，保持局部良好的血液供应。由于骨折后常需复位、固定及卧床，虽然有利于局部愈合，但长期卧床，血供不良，又会延迟愈合。局部长期固定不动也会引起骨及肌肉的失用性萎缩及关节强直等不利后果。为此，在不影响局部固定情况下，应尽早离床活动。

骨折愈合障碍者，有时新骨形成过多，形成赘生骨痂，愈合后有明显的骨变形，影响功能的恢复。有时纤维性骨痂不能变成骨性骨痂并出现裂隙，骨折两端仍能活动，形成假关节。

(三)病理性骨折

病理性骨折是指已有病变的骨在通常不足以引起骨折的外力作用下发生的骨折，或没有任何外力而发生的自发性骨折。

1.骨的原发性或转移性肿瘤

骨的原发性或转移性肿瘤是病理性骨折最常见的原因。原发性骨肿瘤有多发性骨髓瘤、骨巨细胞瘤及骨肉瘤等，转移性骨肿瘤有转移性肾癌、乳腺癌、肺癌、甲状腺癌及神经母细胞瘤等。

2.骨质疏松

年龄、各种营养不良和内分泌等因素可引起全身性骨质疏松，表现为骨皮质萎缩变薄，骨小梁变细、数量减少。肢体瘫痪、长期固定或久病卧床等可引起局部失用性骨质疏松。

3.内分泌紊乱

由甲状旁腺腺瘤或增生引起的甲状旁腺功能亢进，可导致骨的脱钙及大量破骨细胞堆积，骨小梁为纤维组织所取代。

4.骨的发育障碍

如先天性成骨不全。

二、软骨的损伤修复

一般认为成熟的软骨细胞在损伤后不能再生，因此修复能力有限。软骨再生起始于软骨膜的增生，这些增生的幼稚细胞形似成纤维细胞，以后逐渐变为软骨母细胞，并形成软骨基质，细胞被埋在软骨陷窝内变为静止的软骨细胞。软骨的修复表现为瘢痕形成与软骨肥厚，损伤部位附近的软骨细胞可增生成群。幼稚的软骨细胞可产生大量糖蛋白，但新生的胶原不足以修复成熟软骨裂伤所形成的缺损。

关节软骨损伤或缺损时，其修复过程有两种形式：①软骨层部分缺损，对于这类缺损，修复过程极为缓慢，不能达到使软骨面平整的结果；②软骨全层缺损，其修复主要靠深层松质骨，即经由纤维结缔组织变为纤维软骨，有的最终也可变为透明软骨。软骨组织缺损较大时由纤维组织参与修补。

在骨关节炎、类风湿关节炎或其他关节病时，修复往往慢于破坏。关节炎晚期、关节内骨折和软骨下骨被刮除或钻孔后，关节软骨可被来自松质骨或滑膜血管翳的纤维软骨所代替。

随年龄增长，关节软骨出现较明显凹陷，混浊并有小的糜烂，软骨厚度有所减少。形态学上，脂质空泡与微丝纤维有所增加，而糖蛋白与胶原的合成率则保持不变。随年龄增长，细胞外脂质浓度有所增加，胶原的交叉链也可能有轻微变化。

第二章　骨科常用检查方法

第一节　体格检查

一、体格检查基本原则

(一)全身状况

人体作为一个整体,不能只注意检查局部而忽略了整体及全身情况。尤其是多发创伤患者往往骨折、脱位、伤口出血表现得比较明显。如果只注意局部骨折、脱位情况,而忽略了内出血,胸、腹、颅内等情况,就会造成漏诊。所以一定要注意外伤患者的生命体征,争取时间而不至于延误病情,做到准确及时地诊断和处理。

(二)检查顺序

一般先进行全身检查再重点进行局部检查,但不一定系统进行,也可先检查有关的重要部分。既注意局部症状、体征明显的部位,又不放过全身其他部位的病变或其他有意义的变化。如膝关节的疼痛可能来自腰、髋的疾病,膝、髋关节的窦道可能来自腰椎等。检查者对每一部位要建立一套完整的检查程序和顺序,从而避免遗漏一些资料。

一般按视诊、触诊、叩诊、动诊、量诊的顺序进行。

(1)先健侧后患侧,有健侧作为对照,可发现患侧的异常。

(2)先健处后患处,否则由于检查引起疼痛,易使患者产生保护性反应,难以准确判定病变的部位及范围。

(3)先主动后被动,先让患者自己活动患肢,以了解其活动范围、受限程度、痛点等,然后再由医师做被动检查。反之,则因被动检查引起的疼痛、不适而影响检查结果的准确性。

(三)充分暴露、两侧对比

检查室温度要适宜,光线充足。充分暴露检查的部位是为了全面了解病变的情况,也便于两侧对比。两侧对比,即要有确切的两侧同一的解剖标志,对患者进行比较性检查,如长度、宽度、周径、活动度、步态等。

(四)全面、反复、轻柔、到位、多体位

1.全面

不可忽视全身检查,不能放过任何异常体征,这有助于诊断以防止漏诊。

2.反复

每一次主动、被动或对抗运动等检查都应重复几次以明确症状有无加重或减轻,及时发现新症状和体征。尤其对于神经系统定位,应反复检查。

3.轻柔

检查操作时动作要轻柔,尽量不给患者增加痛苦。

4.到位

检查关节活动范围时,主动或被动活动都应达到最大限度。检查肌力时肌肉收缩应至少 5 秒,以明确有无肌力减弱。

5.多体位检查

多体位检查包括站立、行走、坐位、仰卧、俯卧、侧卧、截石位等姿势。特殊检查可采取特殊体位。

(五)综合分析

物理学检查只是一种诊断方法,必须结合病史、辅助检查及化验等获得的各种信息,综合分析,才能得出正确诊断。任何疾病在发展过程中,其症状和体征也会随之发生变化。同一疾病在不同阶段有不同的症状和体征。同一症状和体征在不同阶段其表现和意义也各不相同。必须综合考虑病史、物理检查、辅助检查做出诊断。

二、体格检查基本内容

(一)视诊

观察步态有无异常,患部皮肤有无创面、窦道、瘢痕、静脉曲张及色泽异常,脊柱有无侧凸、前后凸,肢体有无畸形,肌肉有无肥大和萎缩,软组织有无肿胀及

肿物,与健侧相应部位是否对称等。

(二)触诊

(1)检查病变的部位、范围,肿物的大小、硬度、活动度、压痛,皮肤感觉及温度等。

(2)检查压痛时,应先让被检查者指明疼痛部位及范围,检查者用手从病变外周向中央逐步触诊。应先轻后重、由浅入深,注意压痛部位、范围、深浅程度、有无放射痛等,并注意患者的表情和反应。

(3)有无异常感觉如骨擦感、皮下捻发感、肌腱弹响等。

(4)各骨性标志有无异常,检查脊柱有无侧弯可用棘突滑动触诊法。

(三)叩诊

主要检查有无叩击痛。为明确骨折、脊柱病变或做反射检查时常用叩诊,如四肢骨折时常有纵向叩击痛;脊柱病变常有棘突叩击痛;神经干叩击试验(Tinel征)即叩击损伤神经的近端时其末端出现疼痛,若逐渐向远端推移,表示神经有再生现象。

(四)动诊

动诊包括检查主动活动、被动活动和异常活动情况,并注意分析活动与疼痛的关系。注意检查关节的活动范围和肌肉的收缩力。先观察患者的主动活动,再进行被动活动检查。当神经麻痹或肌腱断裂时,关节均不能主动活动,但可以被动活动。当关节强直、僵硬或有肌痉挛、皮肤瘢痕挛缩时,则主动和被动活动均受限。异常活动包括以下几种情况。

(1)关节强直,运动功能完全丧失。

(2)关节运动范围减小,见于肌肉痉挛或与关节相关联的软组织挛缩。

(3)关节运动范围超常,见于关节囊破坏,关节囊及支持韧带过度松弛或断裂。

(4)假关节活动,见于肢体骨折不愈合或骨缺损。

(五)量诊

根据检查原则测量肢体长度、周径,关节的活动范围,肌力和感觉障碍的范围。

1.肢体长度测量

测量时患肢和健肢必须放在对称位置,以相同的解剖标志为起止点,双侧对比测量。

(1)上肢长度:肩峰至桡骨茎突,或肩峰至中指尖。

(2)上臂长度:肩峰至肱骨外上髁。

(3)前臂长度:肱骨外上髁至桡骨茎突,或尺骨鹰嘴至尺骨茎突。

(4)下肢长度:绝对长度测量自髂前上棘至内踝尖,相对长度测量自肚脐至内踝尖。

(5)大腿长度:大转子至膝关节外侧间隙。

(6)小腿长度:膝关节内侧间隙至内踝下缘,或膝关节外侧间隙至外踝下缘。

2.肢体周径测量

(1)上肢周径:通常测两侧肱二头肌腹周径。

(2)大腿周径:通常在髌骨上 10 cm 或 15 cm 处测量。

(3)小腿周径:通常测腓肠肌腹周径。

3.关节活动范围测量

用量角器较准确地测量,采用目前国际通用的中立位作为 0°的记录方法。以关节中立位为 0°,测量各方向的活动度。

记录方法:四肢关节可记为 0°(伸)150°(屈),数字代表屈伸角度,两数之差代表活动范围,"⇆"代表活动方向。脊柱活动范围包括屈、伸、侧屈和旋转。

(六)神经系统检查

1.肌张力检查

肌张力指肌肉松弛状态下做被动运动时检查者所遇到的阻力。肌张力降低可见于运动神经元病变及肌源性病变等。肌张力增高见于锥体束病变和锥体外系病变,前者表现为痉挛性肌张力增高,即上肢的屈肌及下肢的伸肌肌张力增高明显,开始做被动运动时阻力较大,然后迅速减小,称折刀样肌张力增高;后者表现为强直性肌张力增高,即伸肌和屈肌的肌张力均增高,做被动运动时向各个方向的阻力是均匀一致的,亦称铅管样肌张力增高(不伴震颤),若伴有震颤则出现规律而断续的停顿,称齿轮样肌张力增高。

2.肌力检查

需要结合视诊、触诊和动诊来了解随意运动肌的功能状态。许多疾病使某一肌肉或一条运动神经支配的肌群发生不同程度的肌力减弱。根据抗重力或阻力的程度可将肌力分为 0～Ⅴ级(表 2-1)。

表 2-1　肌力测定的分级(Code 6 级分法)

级别	运动
0	肌力完全消失，无活动
Ⅰ	肌肉能收缩，但无关节活动
Ⅱ	肌肉能收缩，关节稍有活动，但不能对抗重力
Ⅲ	能对抗肢体重力使关节活动，但不能对抗外来阻力
Ⅳ	能对抗外来阻力使关节活动，但肌力较弱
Ⅴ	肌力正常

3.感觉检查

一般只检查痛觉及触觉，必要时还要检查温觉、位置觉、两点辨别觉等。常用棉花测触觉，用注射针头测痛觉，用分别盛有冷热水的试管测温度觉，用以了解神经病损的部位和程度，并可观察疾病的发展情况和治疗结果。

4.反射检查

反射检查应在肌肉放松体位下进行，两侧对比，检查特定反射，常用的有以下几项。

(1)深反射：肱二头肌(腱)反射($C_5 \sim C_6$，肌皮神经)，肱三头肌(腱)反射($C_6 \sim C_7$，桡神经)，桡反射($C_5 \sim C_6$，桡神经)，膝(腱)反射($L_2 \sim L_4$，股神经)，踝反射或跟腱反射($S_1 \sim S_2$，胫神经)。深反射减弱或消失表示反射弧抑制或中断；深反射亢进通常由上运动神经元病变所致，如锥体束病损，致脊髓反射弧的抑制释放；深反射对称性改变不一定是神经系统病损所致，而不对称性改变则是神经系统病损的重要体征；髌阵挛和踝阵挛是腱反射亢进的表现，在锥体束损害时出现。

(2)浅反射：腹壁反射分别检查上部($T_7 \sim T_8$)、中部($T_9 \sim T_{10}$)、下部($T_{11} \sim T_{12}$)，提睾反射($L_1 \sim L_2$)，跖反射($S_1 \sim S_2$)，肛门反射($S_4 \sim S_5$)，球海绵体反射。

(3)病理反射：一般在中枢神经系统受损时出现，主要是锥体束受损，对脊髓的抑制作用丧失而出现的异常反射。常见的有：①Hoffmann 征；②Babinski 征；③Trommer 征；④Oppenheim 征；⑤Gordon 征；⑥Rossolimo 征。

5.自主神经检查

(1)皮肤、毛发、指甲营养状态：自主神经损害时，表现为皮肤粗糙、失去正常的光泽，表皮脱落、发凉、无汗；毛发脱落；指(趾)甲增厚、失去光泽、易裂。此外，可显示血管舒缩变化、毛细血管充盈迟缓。

(2)皮肤划痕试验:用光滑小木签在皮肤上画线,数秒后如果出现先白后红的条纹,为正常。若划后出现白色线条并持续时间较长,超过5分钟,则提示有交感神经兴奋性增高。如红色条纹持续时间较长,而且逐渐增宽甚至隆起,提示副交感神经兴奋增高或交感神经麻痹。

第二节 X线检查

一、X线性能

自从1895年伦琴发现X线,X线摄影技术应用于临床诊断已过百年,对于骨关节疾病的临床诊断已经积累了丰富的经验,如今,X线检查依然是骨关节疾病诊断的基础。

X线有4种特性。①穿透性:可穿透可见光不能穿透的物质,不同密度的组织穿透性不同。②感光作用:X线可使荧光物质发光。③摄影作用:可使胶片感光,形成密度不等的图像,而达到诊断的目的。④电离作用:可使组织发生电离,是射线防护和放射治疗的基础。

X线摄影普遍易行,价格低廉,便于显示骨骼的大体解剖,从而确定病变的整体形态和范围,X线成像对骨结构改变的显示较好,特别是数字X线摄影技术的应用,提高骨微细结构的显示能力,是骨关节疾病检查的首选方法。

二、疾病诊断的基础——密度

X线利用穿透性和摄影作用对人体进行照射,人体各种组织的密度不同,因而X线穿透组织的量不同,形成天然的不同影像,称为天然对比。密度相近组织的影像在照片上不易区分,人为的改变组织密度,使要观察的组织或病变显示出来,称人工对比,即造影。

三、X线与防护

因为X线对人体有损害,因此,所有接触X线的人员都要进行必要的防护,当然医师由于经常接触射线也应注意做好防护。X线检查方法很多,如透视、照片、造影、CT扫描等检查。防护的部位以甲状腺、性腺最为重要,婴幼儿应尽量减少放射性检查,必须检查时应做好非照射部位的防护。另外,怀孕8～15周的孕妇非特殊需要,不得进行下腹部放射影像学检查。不管是婴幼儿还是成人都要尽量避免透视检查。而 MRI 检查无放射线形成,即非射线检查。

四、检查诊断原则

(一)基本检查方法

一般投照部位是正侧位,必要时行双侧对照。正位:分为前后位和后前位,常规采用前后位,特殊申请采用后前位。侧位:与正位照片结合,可获得被检查部位的完整影像。同时,对四肢等部位的投照应包括一个关节,使被检部位解剖关系清楚。

(二)注意观察软组织的变化

一张 X 线片包括病灶以外的很多信息,有些信息对诊断非常有意义,不仅要观察骨骼的变化还要观察相邻软组织的变化,以腰椎结核为例,腰椎结核的腰大肌脓肿,大的脓肿显而易见,小的脓肿不易观察到,而小脓肿的数量范围更不好确定,只有仔细观察才能发现有意义的征象。

(三)双侧对比

有些细微骨疾患或发育异常仅靠一侧肢体的正侧位片或斜位片很难确定,常需要对健侧相同部位肢体拍同样位置的照片进行双侧骨结构对比观察,确定有无骨疾患或发育异常。

(四)负重下影像检查的作用

负重一般来讲就是站立位拍片检查,使照片的影像更接近人体自然情况,使有些疾患显示的更明确。常用于脊柱和膝关节的检查,不确定时反复按照顺序读片。

第三节　CT　检　查

计算机体层摄影(computer tomography,CT)是 20 世纪 70 年代出现的全新的影像学检查方法。CT 常规扫描平面为轴位图像,影像没有重叠,解剖关系清楚。骨科应用可突破轴层平面的限制,四肢远段关节可做其他平面扫描,根据临床需要甚至可做斜形扫描。高档的 CT 机可做多平面重组、表面遮盖重建和容积重建技术等。

一、多层螺旋 CT 检查的优点

多层螺旋 CT 容积扫描采集数据量大，扫描速度快，一次扫描可获得多部位检查的诊断信息，并可进行多平面重建图像后处理，为诊断和鉴别诊断提供科学依据。增强扫描，可获得多脏器的诊断依据。检查时不需要变换患者的体位，即可获得各种位置的图像。

多层螺旋 CT 三维成像在骨创伤领域对骨折及脱位的显示展现出极大的魅力，可充分显示冠状、矢状和斜位对骨和关节结构的显示。CT 扫描对细微的骨破坏、骨化和钙化的显示优于 X 线摄影，其软组织的分辨率也较高。早期骨肿瘤引发的局部症状，经 X 线检查无异常发现时，CT 检查有助于发现早期细微骨破坏。

多层螺旋 CT 的出现为骨肿瘤的诊断提供了又一有力的工具。多层螺旋 CT 扫描速度快，患者接受的辐射量少，这样就使薄层及大范围扫描成为现实，结合先进的计算机技术，能得到清晰的后处理图像。多平面重组可用以显示骨改变、骨膜反应及肿瘤的细微结构。三维重建能立体地显示肿瘤，且图像清晰，所以既可显示骨改变、骨膜反应及肿瘤的细微结构，又可显示骨改变、骨膜反应的整体形态。

二、多层螺旋 CT 的临床应用

(一)在骨创伤方面的临床应用

CT 扫描既可以发现大的骨折(图 2-1)，如胫骨平台骨折，又可发现很多部位的细小骨折。当普通平片怀疑有骨折时 CT 扫描可帮助确定有无骨折，甚至可以确定骨折线是否进入关节。脊柱骨折的大部分患者都需要进行 CT 检查，用以观察骨折损伤范围和骨折对椎管以及脊髓的影响。对无移位的骨折特别是裂纹骨折可清晰观察骨折线的走形。对骨折恢复治疗的患者 CT 扫描可帮助观察骨折部位内骨痂的形成情况。

多层螺旋 CT 三维成像在显示肋骨和钙化肋软骨的全貌、肋骨走形、骨质的完整性、图像的直观性、诊断的准确性等方面是最佳检查方法。此外，骨关节感染的患者通过 CT 扫描可观察死骨和脓肿的情况。

CT 血管成像作为一种无创性显示血管的方法，已广泛应用于临床。多层螺旋 CT 扫描速度快，空间分辨率高，图像质量好，可多方位旋转，清晰显示血管与骨组织和血管与周围软组织的关系。CT 血管成像对血管的显示更加清晰，可清晰显示病变与血管的关系和肿瘤的供血血管，为临床制订手术方案提供重要的依据。

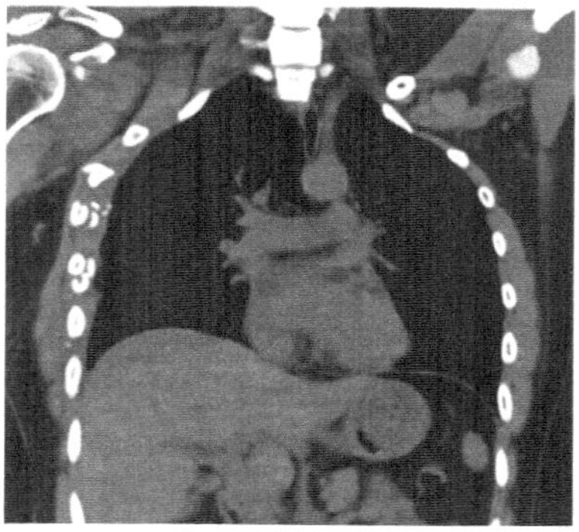

图 2-1 肋骨骨折表现

(二)在骨肿瘤方面的临床应用

X 线片能够确定病变的部位，骨质破坏和骨膜增生的性质、软组织肿块、肿瘤骨及肿瘤钙化等，但 CT 由于密度分辨力高，又是体层扫描，图像清晰，无影像重叠，所以对骨质破坏的范围、肿瘤与周围组织的关系及对钙化和骨化的显示更为敏感，甚至 X 线片显示正常时，CT 检查也有可能检出肿瘤（图 2-2）。一般肿瘤的 CT 值常大于脂肪和骨髓，使肿瘤与正常骨髓组织间形成鲜明的对比，有利于准确界定肿瘤范围。

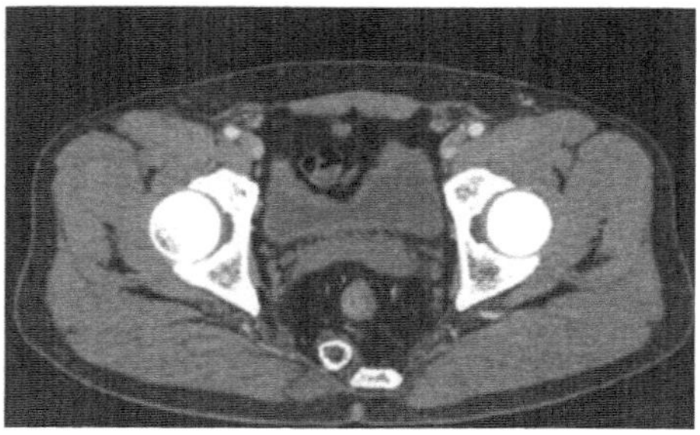

图 2-2 髋关节肿瘤表现

良性骨肿瘤表现为边缘清楚的骨质低密度区，多呈膨胀性，有的呈分隔状，骨皮质变薄，但皮质连续性大多完整，钙化常局限在瘤体内，无软组织肿块；恶性骨肿瘤呈溶骨性或浸润性破坏，可见肿瘤新生骨，有骨膜反应，常伴有软组织肿块。

CT 灌注成像已开始用于恶性骨肿瘤的研究，临床经验尚少。在静脉团注对比剂后，对选定层面行快速连续扫描，获得时间-密度曲线并计算每个像素的血流量、血容量、平均通过时间、到达峰值时间和表面通透性等灌注参数，得到伪彩色灌注参数图，以观察分析组织的灌注量和通透性。据报道，恶性骨肿瘤的血流量、血容量、表面通透性值高于邻近正常组织，而平均通过时间值则小于正常组织。CT 灌注成像反映的是骨肿瘤血管的血流动力学和通透性的变化，借以评价肿瘤的良、恶性程度。

(三)在软组织肿瘤方面的临床应用

软组织结构之间密度差异较小，普通 X 线检查有一定的限度，由于 CT 的密度分辨率高，所以软组织、骨与关节都能显示得较清楚。

CT 图像显示钙化最为敏感，可清晰显示软组织内的钙化和骨化。软组织钙化是由于软组织内的钙盐沉着引起。钙化为密度均匀或不均匀的无结构的致密影，而骨化则可见有排列不规则的松质骨的结构。机体软组织内的钙化，几乎均为病理性。引起软组织钙化的病因很多，如组织变性、坏死或出血，外伤，感染，代谢性疾患(如甲状旁腺功能亢进)，肿瘤(如软骨类肿瘤、畸胎类肿瘤和血管瘤的钙化)等。

钙化的形态、范围和密度可多种多样，且与病变的性质、部位和范围有关。CT 片能显示钙化或骨化的部位、形态和范围。有时可根据钙化的形态来推测病变的性质，尤其是复杂解剖部位及细微的钙化。CT 片可显示早期肌肉内的水肿，在确定早期软组织内细微钙化及骨化性病灶，确定解剖位置及邻近关系，确定有无软组织肿瘤，以及肿瘤的定性，确定与周围结构的关系等方面优于 X 线常规检查。

1.脂肪瘤

CT 表现为软组织内边界清楚低密度区，类圆形，有或无包膜，CT 值在 −80 Hu 以下，内可见线样软组织密度纤细分隔，肿瘤增强后无强化。

2.血管瘤

可见肿瘤局部局限性软组织肿胀、软组织间隙的移位(图 2-3)，一般无特殊。有时可见静脉石，是血管瘤较为特异的征象。深部的血管瘤常伴有相邻骨的改变，如骨的侵蚀，骨膜反应、变形等。由于血流缓慢和血液的淤积，有时在肿瘤内可见到点状和弧线状结构，CT 检查对于静脉石的显示较 X 线片敏感。

3.神经纤维瘤

多发生于皮肤或皮下表浅部位。多发性或丛状神经纤维瘤多见于神经纤维瘤病Ⅰ型，多位于躯干。丛状神经纤维瘤可累及脑神经、脊神经、神经节、颈部躯干四肢的大神经。多数肿瘤为实性，囊变坏死区域少见。CT 检查常表现为卵圆形或梭形的肿块，肿块密度均匀，密度低。增强后，肿瘤轻度强化或强化不明显。部分可见到内部边缘模糊的云雾状强化。

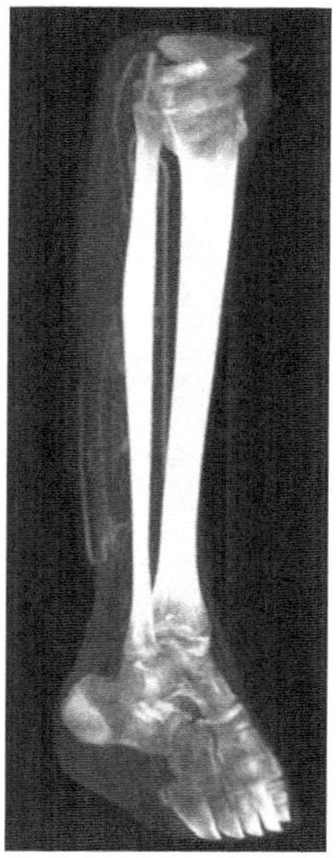

图 2-3　软组织内血管瘤

4.恶性纤维组织细胞瘤和脂肪肉瘤

恶性纤维组织细胞瘤和脂肪肉瘤是成人中常见的软组织肿瘤。CT 检查可见软组织肿块及肿块内密度不均,增强检查软组织肿块明显强化,密度不均,呈混合密度,因肿块内含纤维组织和脂肪所致。

第四节　磁共振成像

磁共振成像(magnetic resonance imaging,MRI)是检查骨与软组织的最佳手段,可以很好地显示中枢神经、肌肉、肌腱、韧带、半月板、骨髓、软骨等组织,在骨质疏松、肿瘤、感染、创伤,尤其是脊柱、脊髓检查方面用途广泛。

一、成像原理

某些特定的原子核置于静磁场内,受到一个适当的射频脉冲磁场激励时,原子核产生共振,向外界发出电磁信号的过程称为磁共振现象。磁共振现象产生的 3 个基本条件为特定原子核、外界静磁场和适当频率的电磁波。特定原子核的质子或中子数为奇数,带有静电荷,具有自旋运动特性并产生磁场。人体中含有丰富的氢原子,原子核只有一个质子,亦称自旋质子。目前 MRI 检查应用的是氢原子核。静磁场是指外磁场,临床应用强度为 0.2～3.0 T。最常用的磁场强度为 0.5～1.5 T。射频脉冲是用于激励平衡状态原子核系统的交变磁场，是质子由低能级进入高能级受激状态，以产生磁共振现象。

在磁共振过程中，受到激励的自旋质子产生共振信号到恢复到激励前的平衡状态所经历的时间称为弛豫时间，包括纵向弛豫时间（T_1）和横向弛豫时间（T_2）两种。不同的病变组织具有不同的 T_1 和 T_2 值，这意味着根据不同的 T_1 和 T_2 特点可判断正常与病变的组织（表 2-2）。

表 2-2 正常组织在 MRI 图像上的信号强度

	水	脂肪	韧带	骨皮质	骨髓	肌肉
T_1WI	低（黑）	高（白）	低（黑）	低（黑）	高（白）	中（灰）
T_2WI	高（白）	高（白）	低（黑）	低（黑）	高（白）	中（灰）

二、成像技术

动态增强 MRI 检查是利用动态对比增强 MRI 成像技术对骨肿瘤进行的诊断，该方法基于肿瘤生长的类型不同，通过 MRI 信号强度的动态变化，反映肿瘤内部的不同血管的强化程度，以鉴别良、恶性肿瘤。此项技术有助于：①对潜在恶性肿瘤的鉴别，如起源于软骨的早期软骨肉瘤和内生软骨瘤，X 线片难以鉴别，快速动态对比增强 MRI 成像，前者出现早期强化，后者无早期强化；②鉴别骨周围软组织肿瘤与水肿，以及肿瘤活性部分的显示，有助于术前分期和活检定位；③对疗效的评估和肿瘤复发的检测。动态增强 MRI 可对肿瘤的活性部分与炎性改变进行鉴别，从而确定肿瘤的存在与否。值得注意的是，此项检查仍需结合 X 线片和 CT 检查才能做出更为确切的诊断。

MRI 弥散加权成像是一种在分子水平了解组织结构的技术，它利用水分子弥散运动的特性进行弥散测量和成像。MRI 弥漫加权成像可计算出各像素的表观弥散系数（apparent diffusion coeffecient，ADC）并获得 ADC 图。恶性骨肿瘤组织的 ADC 值低于正常组织，瘤周水肿和肿瘤内坏死的 ADC 值高于肿瘤实质。ADC 图可较准确地显示肿瘤的实际髓内浸润范围，分辨出肿瘤、瘤周水肿和瘤内坏死的分布。

MRI 灌注成像是一种评价病变部位血流灌注情况的技术。通过分析灌注参数，可获取病变组织的微循环血流信息。根据病灶信号强度及增加程度对良、恶性骨肿瘤行诊断和鉴别诊断。良性肿瘤边缘与中心部分的信号强度增加值差异无显著性，而恶性肿瘤边缘部分比中心部分信号强度增加值明显为高，其差异有显著性。而根据时间-信号强度曲线诊断和鉴别良、恶性肿瘤,可有部分重叠。

MRI 导向有利于选择活检部位,更多地用于骨髓肿瘤的活检,可提高诊断的正确率。MRI 对肿瘤的分级和显示肿瘤内部病理结构上明显优于 X 线片和 CT,但对钙化、骨化及骨皮质均显示低信号为其不足。

磁共振波谱是一种无创性测定人体内化学代谢物的医学影像学新技术,是在磁共振成像的基础上又一新型的功能分析诊断方法。磁共振波谱对骨与软组织疾病的诊断,尤其是在早期诊断和治疗后疗效评估方面,对临床治疗有着重要的指导作用。目前国内外都将其作为功能成像的一个重要课题,尚处于研究阶段。

三、适应证

由于 MRI 的成像原理不同,MRI 检查应与其他影像学检查取长补短,发挥 MRI 的最大优势。软组织的各种疾患都适用 MRI 检查。骨骼系统有细微的隐性骨折、感染、肿瘤和骨髓疾病都有其他影像学不能显示的影像,关节的检查包括韧带、滑膜、关节软骨、关节内软骨(半月板/椎间盘)、关节积液等。MRI 最大的劣势是对钙化不敏感,常不易显示。凡装有心脏起搏器者、癫痫患者等应慎用或禁用。

第五节 超声检查

骨骼、关节与软组织疾患常用的影像学检查方法是 X 线片、CT、MRI、数字减影血管造影术(digital subtraction angiography,DSA)及核素扫描,它们各具优势。自 20 世纪 80 年代初期开始,国内外逐步将超声成像应用于骨与软组织疾患的诊断中,超声成像的原理是利用探头发射超声波,并接受人体组织的反射波,经计算机分析反射波信号特征并形成图像。人体的各种组织器官具有不同的密度和不同的超声波传播速度,即不同的声阻抗,所以反射的回波信号强弱不等,形成的声像图各异。致密坚硬的组织声阻抗最高,软组织次之,液体最低,越坚硬致密的组织超声波声束越不易穿入,反射回来的信号也越强。故骨组织、钙化等均显示为强回声,软组织多显示为低回声,液体显示为无回声。

超声显像对软组织的分辨力很高,并可穿透软骨、关节间隙及被溶解和破坏的骨组织,检查方法无创、快捷简便,还可动态观察肌肉、韧带、关节的活动变化,为临床提供重要影像诊断信息。彩色多普勒血流显像技术可提供病变区域血流供应及血流动力学信息，这种无创性血管造影能实时动态观察肢体血管走行、血流状态如何；肿瘤内的血管分布特点及血流频谱类型，还能观察肿瘤与周围血管的毗邻关系，为术前诊断及手术方案的制订提供帮助。

超声检查适用于颈部、躯干及四肢部位的各种良、恶性软组织病变，还可应用于多种良、恶性骨骼病变。近些年来，超高频探头、扩展成像、超声造影等越来越多的先进技术被不断引入超声诊断领域，很多微小的骨与软组织病变的结构得以清晰显示；当骨皮质膨胀变薄或破损时，声束可穿透病变的骨皮质，显示髓腔内病变的图像；但由于超声声束穿透力有限，当骨皮质厚度正常或增厚且骨皮质完整无缺损时，超声影像则不能显示因骨组织遮挡的关节深部病变及骨髓腔内的病变。

第六节　放射性核素检查

放射性核素检查是临床核医学中的主要组成部分，包括心、脑、肺、肝、脾、甲状腺、肾上腺、甲状旁腺、胰腺、骨、睾丸和肿瘤显像等。发射计算机断层显像主要包括两种，即单光子发射计算机断层成像和正电子发射计算机体层扫描术，可局部和全身显像。放射性核素显像与 X 线、CT、MRI 和超声检查等同属影像医学技术，在临床诊断和研究中具有重要作用。

一、单光子发射计算机断层成像

(1)能反映脏器代谢和功能状态。

(2)动态显像。

(3)具有较高的特异性。

(4)空间分辨率较差。

二、正电子发射计算机体层扫描术

正电子发射计算机体层扫描术的基础是正负电子“湮没”所发出的成对光子的符合检测。

正电子发射计算机体层扫描术的主要优势在于能够在体外无创地“看到”活体内的生理的和病理的生化过程，这对于研究生命现象的本质和各种疾病发生、发展的机制具有重要作用。

在临床上，特别是骨肿瘤的治疗与康复适用于在没有形态学改变之前，早期诊断疾病、发现亚临床病变以及早期、准确地评价治疗效果等。

正电子发射计算机体层扫描术采用光子准直和符合探测技术使空间定位、探测灵敏度大大提高，图像清晰、诊断准确率高。此外，正电子发射计算机体层扫描术可以一次获得三维的全身图像，可发现其他检查所不能发现的问题。作为一种无创、安全的显像技术，一次全身正电子发射计算机体层扫描术检查的照射剂量远小于一个部位的常规CT检查。

骨扫描的临床价值主要在于：①早期发现骨转移；②骨活检前的指示定位；③根据有无骨转移，确定对原发灶的处理方案；④确定照射治疗范围。因此不论是骨的良性肿瘤还是恶性肿瘤，通过放射性核素扫描来反映新骨形成的变化比X线所获得的反映要早。因此，对于早期诊断较小的骨肿瘤，包括发生的部位和范围均有一定价值。

第三章 骨科常用治疗技术

第一节 手法复位技术

手法复位是利用力学的三点固定原则和杠杆的原理，整复骨折断端。在骨折复位前必须先了解外力的性质、大小、方向、局部软组织损伤程度及肌对骨折断端的牵拉作用，弄清骨折移位时所经过的途径，而后选择合适的手法，将移位的骨折断端沿着原来的移位途径倒返回来，骨折就会顺利地得到复位。某些骨折用手法复位，可取得满意的效果。

一、手法复位的时机

(1)一般伤后1～4小时局部肿胀不严重，软组织弹性较好，手法操作容易，有利于骨折复位。

(2)当患者有休克、昏迷等情况时，须待全身情况稳定后，才能做手法复位。

(3)当伤肢出现严重的肿胀或水疱时，可待肿胀减轻后，再行手法复位。

二、骨折手法复位方法

(一)解除疼痛

应用麻醉可以消除疼痛、解除肌痉挛。最好用局部麻醉或神经阻滞麻醉，儿童可用全身麻醉。

(二)肌松弛位

待麻醉完成后，将患肢各关节置于肌松弛的位置，以减少肌对骨折断端的牵引力，有利于复位。

(三)对准方向

将远侧骨折断端对准近侧骨折断端所指的方向。因近侧骨折断端的位置不易改变，而远段骨折断端已失去连续，故可使之移动。

（四）拔伸牵引

拔伸牵引即加以适当的牵引力及对抗牵引力。在伤肢远端，沿其纵轴施行牵引，矫正骨折移位。牵引时，必须同时有对抗牵引，并稳定近折端。根据骨折移位情况施行不同拔伸手法，以矫正短缩移位、成角移位或旋转移位。

（五）手摸心会

在拔伸牵引后，术者参考X线片所示的移位，用两手触摸骨折部，体会骨折局部情况，以决定复位手法。

（六）返折、回旋

横骨折具有较锐的尖齿时，单靠手力牵引不易完全矫正短缩移位，可用返折手法。术者两拇指抵压于突出的骨折断端，其余两手四指重叠环抱下陷的另一骨折断端，先加大其原有成角，两拇指再用力向下挤压突出的骨折断端，待两拇指感到两断端已在同一平面时，即可反折使断端对正。

回旋手法可用于背向移位，又称背靠背的斜骨折（即两骨折面因旋转移位而反叠）。须先判定发生背向移位的旋转途径，然后施行回旋手法，循原路回旋复位。

（七）端提、捺正

前臂骨折短缩、成角及旋转移位矫正后，要矫正背、掌侧方移位，可用端提手法。操作时在持续手力牵引下，术者两手拇指压住突出的远端，其余四指捏住近侧骨折断端，向上端提。内、外侧方移位，可用捺正手法，使陷者复起，突者复平。

（八）扳正、分骨

尺、桡骨，掌骨、跖骨骨折时，骨折断端因成角移位及侧方移位而互相靠拢时，术者可用两手拇指及示、中、环指，分别挤捏骨折处背侧及掌侧骨间隙，矫正成角移位及侧方移位，使靠拢的骨折断端分开。青枝骨折仅有成角移位时，可用两手拇指压住角顶，其余四指分别扳折远近两骨折断端，即可矫正。

三、关节脱位手法复位技术

（一）肩关节脱位

患者取坐位，助手做对抗牵引，术者站于伤侧，右手握住伤肢肘部，左手握住腕部，并使伤肢屈肘90°，肩外展内旋持续牵引，再逐渐内收，最后内旋将患侧手掌搭在对侧肩部，复位过程中听到响声一般即为关节复位，复位后可用三角巾悬吊上肢，腋窝处垫棉垫，肘关节屈曲 90°固定 3 周，固定期间须活动腕部与手指。

(二)肘关节脱位

多采用牵引复位法(图 3-1)，可单人操作，患者麻醉后取坐位，术者侧身站在患者前面，将患者患肢提起缠于腰部，术者一手握住患肢腕部牵引，另一手将尺骨鹰嘴往前下方推挤可使其复位。复位成功肘关节恢复正常活动，三点关系转为正常。复位后用石膏或夹板将肘固定于屈曲 90°位。固定期间即应开始肌肉锻炼，并活动手指与腕部。

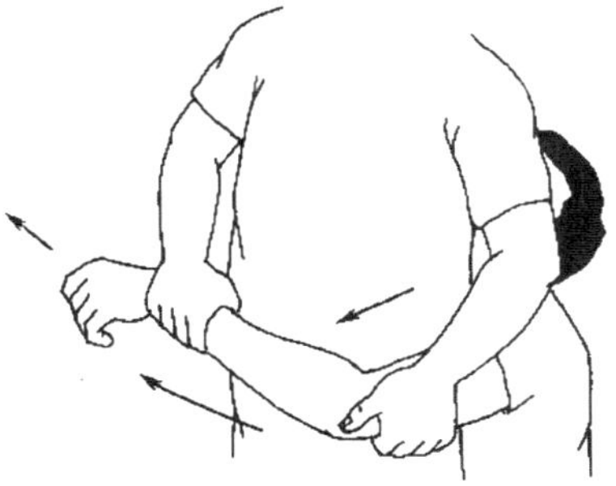

图 3-1 肘关节脱位复位法

(三)髋关节脱位

常用的方法为 Allis 法(图 3-2)，麻醉后患者仰卧于地板或低台上，患侧下肢屈髋、屈膝各 90°，一助手双手固定骨盆，术者双腿夹住患肢足部后，弯腰两手抱住小腿上端，用力上提并摇动髋部，感到股骨头复位的弹响时，伸直患肢，畸形消失即表示已复位，复位后将患肢做皮肤牵引或穿丁字鞋 2～3 周，卧床期间做股四头肌收缩动作，2～3 周后开始活动关节。

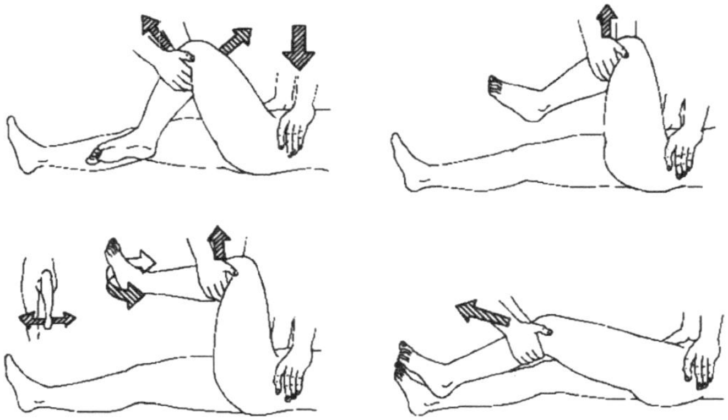

图 3-2 Allis 法

四、注意事项

(1)根据患者具体情况和骨折部位选择合适的麻醉方式进行早期手法复位。

(2)整复手法不能使用暴力,避免反复手法复位,导致病情加重。

(3)以骨折远侧断端对近侧断端为原则,使之对位。

(4)在保持对位条件下,予以适当固定。

第二节　石膏绷带技术

一、常用石膏绷带的类型

(一)石膏托

见图 3-3。

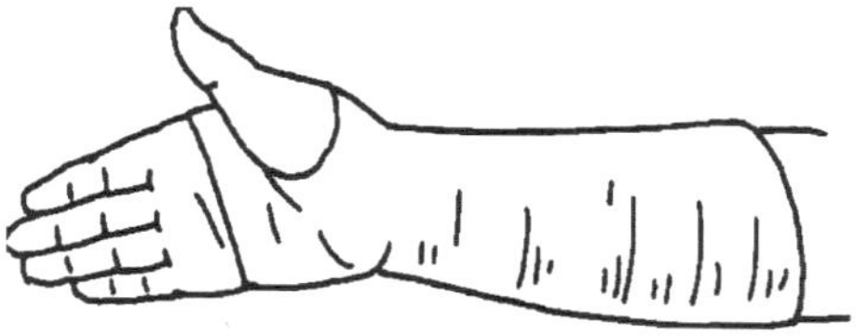

图 3-3　右前臂石膏托

(二)石膏夹板

见图 3-4。

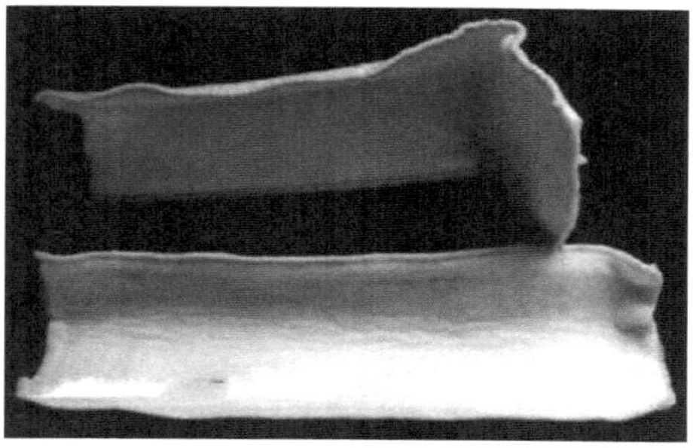

图 3-4　下肢石膏夹板

(三)石膏管型

见图 3-5。

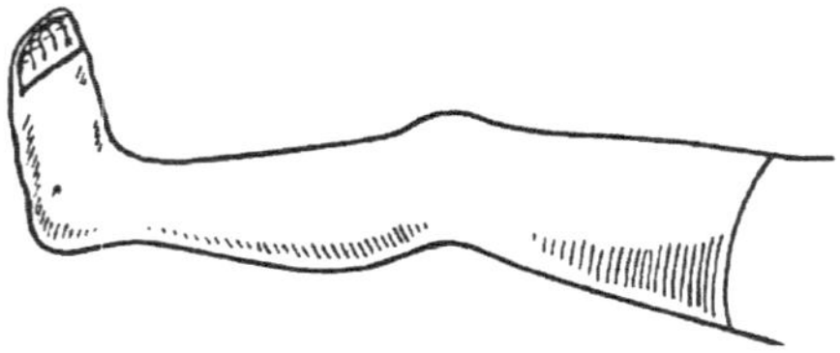

图 3-5　下肢石膏管型

(四)躯干石膏

见图 3-6。

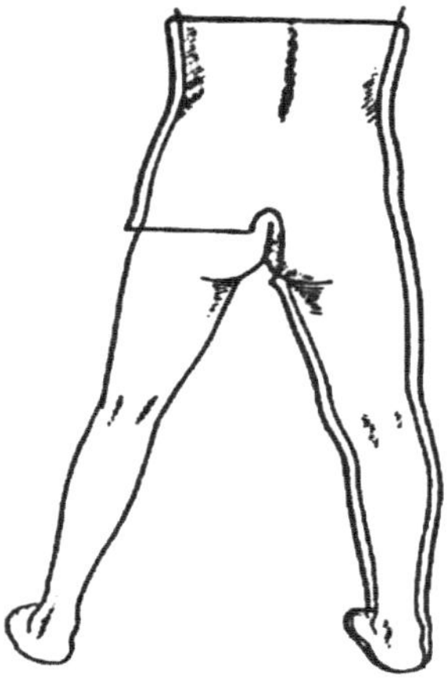

图 3-6　髋人字石膏

二、适应证

(1)骨折、脱位的固定。

(2)骨与关节急慢性炎症、结核的固定。

(3)开放性骨折清创缝合术后。

(4)某些骨折内固定术后的辅助治疗。

(5)畸形矫正术后维持特定体位。

(6)预防和矫正畸形。

(7)矫形支具的制备。

三、石膏绷带固定基本操作技术

(一)衬垫

在石膏固定部位内衬棉垫,在骨骼隆起处加厚,以免皮肤受压。

（二）石膏的制作

根据包扎石膏肢体部位的长度，来回折叠10～12层，并使制作的石膏两端及两侧边缘略薄一些，便于缠绕石膏绷带。

（三）浸泡

将石膏绷带卷按包扎石膏使用顺序，轻轻浸泡于水中，等气泡排空后，两手握住石膏绷带卷的两端取出，用两手向石膏绷带卷中央轻轻对挤，去除多余水分后使用。

（四）缠绕和塑形

应用环形或螺旋形缠绕法，包扎石膏绷带每卷可重叠1/2或1/3，缠绕过程中，边缠绕边用手掌及鱼际压抹，使石膏绷带之间多余的空气及水分挤出，操作过程中，用力要均匀，不可过紧过松。

（五）剪切和修整

为使石膏绷带与肢体服帖，在经关节处可在两边或小切口处剪开，为使拆线、换药方便，或避免骨隆起处压疮形成，也可开窗，或根据实际需要修整石膏。

四、石膏绷带固定注意事项

（1）石膏内置薄层衬垫，保护骨突起部位，合理塑形并维持关节石膏固定的功能位，直至石膏完全凝固。

（2）一般采用由近及远包扎原则，石膏绷带不宜反折，采用螺旋绷带包扎法，绷带互为重叠1/3～1/2，厚度6～12层不等。

（3）石膏绷带包扎完毕后，应在石膏上注明包扎石膏的时间和骨折情况，若有创口，注意表明其位置或直接开窗。

（4）搬运患者时，注意避免折断石膏。

（5）患者返回病房后，应抬高患肢，防止肿胀，并早期进行未固定关节的功能锻炼。

（6）留出患肢末端，密切观察其血液循环、感觉和运动情况，若有特殊不适，应及时松解石膏。

（7）肢体肿胀消退后，应及时更换适宜的石膏。

（8）天气寒冷时，应注意对石膏固定部位的保温。

五、石膏绷带常见并发症

（1）坏疽及缺血性挛缩。

(2)压疮。

(3)化脓性皮炎。

(4)坠积性肺炎。

(5)失用性骨质疏松、肌肉萎缩、关节僵硬等。

第三节　小夹板固定技术

小夹板是我国中西医结合治疗骨折的外固定材料。小夹板一般用厚3～5 mm的柳木、椴木、杉木或竹片制成。小夹板外固定取材方便、简便易行,费用低,不需固定上下关节,便于早期功能锻炼。

一、小夹板固定操作方法

小夹板外固定所采用的材料有小夹板、固定垫(棉垫或纸垫)、横带(扁布带)、绷带、棉花、胶布等。

(一)小夹板

根据骨折的不同部位,选用不同类型的夹板。小夹板宽度的总和,应略窄于患肢的最大周径,使每两块小夹板之间有一定的空隙。最常见的有超肩肱骨干夹板、前臂尺桡骨夹板、桡骨远端夹板、肱骨干夹板、胫腓骨超踝夹板、踝关节夹板等。

(二)固定垫

常用的有平垫、大头垫、坡形垫、空心垫、分骨垫等。在小夹板内的作用是防止骨折复位后再发生移位,但不可依赖固定垫对骨折断端的挤压作用来代替手法复位,否则将引起压迫性溃疡或肌肉缺血性坏死等不良后果。根据骨折的不同部位和移位情况,选用不同类型的固定垫。其中平垫常用的有两垫、三垫及四垫固定法。

(三)小夹板固定的包扎方法

骨折复位后,垫好固定垫。将几块小夹板依次安置于骨折处四周,外用3～4根横带捆扎,松紧适度。以绷带上下活动各1 cm为度。

二、小夹板固定的适应证

(1)不全骨折。

(2)稳定性骨折。

(3)四肢闭合性管状骨骨折。但股骨骨折因大腿肌较为丰富,肌拉力大,常需结合持续骨牵引。

(4)四肢开放性骨折,创口小,经处理后伤口已闭合者。

(5)陈旧性四肢骨折仍适合于手法复位者。

(6)用石膏固定的骨折虽已愈合,但尚不坚固,为缩小固定范围,可用以代替石膏固定。

第四节　牵引技术

牵引是利用外界牵引力和对抗牵引力的作用,对肢体或躯干进行牵拉,以达到治疗和辅助治疗的目的。牵引既有复位作用,又有固定作用,在骨科应用广泛,是一种简便有效的治疗方法。尤其是对于不宜手术的患者,可通过牵引达到治疗目的。

一、牵引目的和作用

牵引可达到复位与固定的双重目的,其作用主要在于治疗创伤、骨科疾病及术前术后的辅助治疗等。

(一)治疗创伤

(1)使骨折复位,矫正骨折,缩短移位。通过调整牵引角度,也可矫正成角和旋转移位。

(2)固定骨折断端,有止痛和便于骨折愈合的作用。

(3)使脱位的关节复位,并可防止再脱位。

(二)治疗骨科疾病

(1)使肢体制动,减少局部刺激和疼痛,减轻局部炎症扩散。

(2)使患有骨结核或骨髓炎或瘤样病损、骨肿瘤的患肢相对固定,防止病理性骨折。

(3)矫正和预防关节屈曲挛缩畸形,辅助矫正脊柱侧凸畸形。

(4)解除肌肉痉挛,改善静脉血液回流,消除肢体肿胀,有利于软组织修复。

(5)使轻、中度突出的椎间盘复位,减轻脊髓和神经根压迫症状。

(三)术前术后的辅助治疗

1.术前牵引

术前牵引可以提高手术成功率,减少术后并发症。如脊柱侧凸畸形的术前牵引有助于术中矫形复位,先天性髋关节脱位术前术后的牵引,还可防止股骨头缺血性坏死等并发症。

2.术后牵引

术后牵引可以减少术后并发症。如截肢术后和髋关节脱位手法复位术后牵引。

二、牵引用具

牵引用具主要包括牵引架、牵引绳、滑车、牵引重量、牵引弓、牵引针和进针器具、牵引扩张板、床脚垫和靠背架等。

(一)牵引架

临床应用的牵引架有很多种类型,尽管它们形状不一,但都是为了使患肢关节置于功能位和肌肉松弛位状态下进行牵引。如布朗架、托马斯架和双下肢悬吊牵引架等,可根据患者病情选择应用。

1.布朗架

布朗架可使下肢患肢各关节置于功能位,并可防止患者向牵引侧下滑。

2.托马斯架

托马斯架可使患肢下面悬空,便于下面创面换药及伤口愈合;使患肢各关节置于功能位,利用腹股沟处的对抗牵引圈可防止患者向牵引侧下滑。

3.尺骨鹰嘴牵引架

尺骨鹰嘴牵引架主要用于上肢肱骨骨折和前臂尺桡骨骨折的牵引治疗。

4.小儿双下肢悬吊牵引架

小儿双下肢悬吊牵引架主要用于3岁以下患儿的股骨骨折或髋关节脱位的牵引治疗。

(二)牵引绳

牵引绳以光滑、结实的尼龙绳和塑料绳为宜。牵引绳长短应合适,过短使牵引锤悬吊过高,容易脱落砸伤人,过长易造成牵引锤触及地面,影响牵引效果。

(三)滑车

要求转动灵活,有深沟槽,牵引绳可在槽内滑动而不脱出沟槽,便于牵引。

（四）牵引重量

可选用 0.5 kg、1.0 kg、2.0 kg 和 5.0 kg 重的牵引锤或沙袋，根据患者病情变化进行牵引重量的增减。牵引锤必须有重量标记，以利于计算牵引总重量。

（五）牵引弓

牵引弓有斯氏针牵引弓、颅骨牵引弓和张力牵引弓，可根据病情的需要进行选择。一般普通牵引弓多用于斯氏针骨牵引，马蹄铁式张力牵引弓用于克氏针骨牵引。

（六）牵引针

牵引针有斯氏针和克氏针 2 种。斯氏针为较粗不锈钢针，直径 3～6 mm，不易折弯，不易滑动，可承受较重的牵引重量，适用于成人和较粗大骨骼的牵引。克氏针为较细的不锈钢针，直径 3 mm 以下，易折弯，长时间牵引易拉伤骨骼，产生滑动，适用于儿童和较细小骨骼的牵引。

（七）进针器具

进针器具有颅骨钻头、电钻、手摇钻和锤子。一般锤子仅用于斯氏针在松质骨部位的进针，皮质骨部位严禁用锤击进针。克氏针较细，一般只能用手摇钻或电钻钻入。

（八）牵引扩张板

牵引扩张板主要用于皮肤牵引和兜带牵引，它使两侧胶布在肢体远端撑开，以免夹伤肢体，扩张板的宽度可根据肢体粗细而定，一般较肢体远端稍宽。木板中心有一圆孔，以备穿牵引绳用。

（九）床脚垫和靠背架

若无特制骨科牵引床，可将普通病床床脚垫高，利用身体重量作为对抗牵引。床脚垫高度有 10 cm、15 cm、20 cm 和 30 cm 4 种。顶部有圆形窝槽，垫高时将床脚放入窝槽内，以免床脚滑脱。为了便于患者变换卧位和半卧位，可在头侧褥垫下放置靠背架。根据患者的需要，调节靠背架的支撑角度，直到患者感到舒适为宜。还可使髋关节肌肉松弛，有利于骨折复位。

三、牵引种类和方法

牵引种类主要有皮肤牵引、骨牵引和兜带牵引 3 类。利用悬垂重量作为牵引力，患者身体重量或对抗牵引带作为反作用力，通过牵引装置进行数天、数周甚至数月的长时间牵引,不同疾病应用不同的牵引重量。

(一)皮肤牵引

皮肤牵引是借助胶布贴在伤肢皮肤上、海绵带捆绑在伤肢皮肤上,利用肌肉在骨骼上的附着点,间接将牵引力传递到骨路上,故皮肤牵引力较小,牵引重量不超过 4 kg。它主要包括胶布牵引和海绵带牵引两种,由于胶布牵引的并发症较多,因此现在较多采用海绵带牵引

皮肤牵引适应证:①小儿股骨牵引。②年老体弱者的股骨牵引,在夹板固定的同时辅以患肢皮牵引。③手术前的辅助治疗,如股骨头骨折、股骨颈骨折及股骨转子间骨折等。④手术后的辅助治疗,如股骨颈骨折内固定或关节置换术后。

皮肤牵引应注意以下事项:①皮肤有损伤或有炎症时,禁用皮肤牵引。②牵引重量一般不得超过 4 kg,否则易伤皮肤或起水疱,影响继续牵引。一旦出现水疱后可改用海绵带牵引或骨牵引,皮肤破损部位用 75%酒精溶液涂擦。③牵引期间应定时检查肢体固定的松紧度,及时调整重量和松紧度,过紧将影响肢体血运,过松则达不到牵引效果。④应注意粘贴胶布的部位,长度要适当,胶布要平整无皱褶,不能贴于踝上。包缠绷带不能压迫腓骨头颈部,不能扭转,以免压迫引起腓总神经麻痹。

(二)骨牵引

利用穿入骨内的克氏针、斯氏针、特制巾钳或颅骨牵引弓,对躯体患部进行牵引。常用的有颅骨牵引、尺骨鹰嘴牵引、股骨髁上牵引、胫骨结节牵引和跟骨牵引等。

(三)兜带牵引

利用布带或海绵兜带兜住身体突出部位施加牵引力。可持续牵引,也可间歇牵引。临床常用有颌枕带牵引、骨盆带牵引、骨盆兜悬吊牵引。

1.颌枕带牵引

用颌枕带托住下颌和后枕部,用牵引钩钩入颌枕带远端孔内,使两侧牵引带保持比头稍宽的距离。于牵引钩中央系一牵引绳,置于床头滑轮上加重量牵引。适用于轻度颈椎骨折或脱位、颈椎间盘突出症及根性颈椎病等。

(1)卧床持续牵引,牵引重量一般为 2.5～3 kg,其目的是利用牵引维持头颈固定休息,松弛颈部肌肉,使颈椎间隙松弛或骨质增生造成的水肿尽快吸收,使其症状缓解。

(2)坐位牵引,每天 1 次,每次 20～30 分钟,间断牵引,重量根据每个患者的

具体情况，可增加到 10 kg 左右，但须注意如颈椎有松动不稳者，不宜进行重量较大的牵引，以免加重症状。

2.骨盆带牵引

骨盆带牵引适用于腰椎间盘突出症及腰神经根刺激症状者，也用作脊柱侧弯或后突的术前辅助治疗。骨盆带牵引方法：用骨盆牵引带包托于骨盆，两侧各有一个牵引带，所系重量相等，两侧总重量 9～10 kg，床脚抬高 20～25 cm，使人体重量作为对抗，进行持续牵引，并加强腰背肌功能锻炼，使腰腿痛的症状逐渐消退。也可利用机械大重量间断牵引，即用固定带将两侧腋部固定做对抗牵引，用骨盆牵引带包托骨盆髂骨进行牵引，每天牵引 1 次，每次牵引 20～30 分钟。牵引重量先从体重的 1/3 重量开始，逐渐加重牵引重量，以患者感觉舒服为宜。但腰椎如有明显松动不稳者，不宜用较大重量牵引，以免加重症状。

3.骨盆兜悬吊牵引

适用于骨盆骨折有明显分离移位，或骨盆环骨折有向上移位和分离移位，经下肢牵引复位，仍有分离移位者。兜带从后方包住骨盆，两侧各系一牵引绳，交叉至对侧上方滑轮上悬吊牵引，牵引重量以臀部抬离床面 2 cm 为宜。对骨盆环骨折有向上移位者，同时配合两下肢的皮肤或骨牵引，可使骨盆骨折分离移位整复，待 4～6 周后解除牵引，进行石膏裤固定。

四、牵引种类和方法

牵引种类主要有皮肤牵引、骨牵引和兜带牵引 3 类。利用悬垂重量作为牵引力，患者身体重量或对抗牵引带作为反作用力，通过牵引装置进行数天、数周甚至数月的长时间牵引，不同疾病应用不同的牵引重量。

第五节 关节穿刺技术

关节穿刺可以抽取关节积液以明确诊断，抽出关节腔内积液、积血或积脓，以达到减压缓解症状的目的，另外还可以向关节腔内注入某些药物进行治疗。因此，应熟悉关节滑液的正常性质和病理变化，并掌握关节穿刺抽取滑液的方法。

关节穿刺术要根据肿胀最明显的部位并尽量避开神经、血管和肌腱来选择穿刺途径，根据关节的大小挑选合适的针头。大关节积液较多时，最好采用较粗的针头，以免在抽液过程中针头堵塞(特别是黏稠的液体)。

注意事项：①严格遵守无菌规则，局部消毒范围要够大，戴上消毒手套；②采用局部浸润麻醉；③一般用18～20号针头，刺入时若针头碰到骨质，要改变方向，以免损伤关节面；④抽出的关节液，除做培养或动物接种外，还应做常规检查。送化验的标本，应加抗凝剂，以免凝固。

禁忌证：①穿刺部位有破溃感染；②凝血机制障碍；③严重的糖尿病；④非关节感染患者，有发热或合并其他部位感染。

并发症：①关节腔感染；②窦道形成(如结核)；③穿刺部位血肿形成或关节腔积血；④软骨损伤；⑤断针等。

一、肘关节穿刺

肘关节尽量屈曲，针尖从鹰嘴突后外侧与肱骨外侧髁之间刺入。

二、肩关节穿刺

(一)前方穿刺法

肩关节轻度外展和外旋，肱骨小粗隆前面，针尖从小粗隆和肩胛骨喙突之间进入关节。

(二)侧方穿刺法

患者向健侧侧卧，针尖从肩峰与肱骨头的最突起部分之间刺入，经三角肌向下斜入关节腔。

(三)后方穿刺法

肩关节轻度外展，针尖沿肩峰下方，呈水平方向(与肩峰成直角)，刺入关节。

三、腕关节穿刺

(一)背侧穿刺

在伸拇指长肌肌腱的尺侧，桡骨下缘的凹陷处垂直刺入。

(二)尺侧穿刺

在尺骨茎突下尺侧屈腕肌和尺侧伸腕肌之间刺入。

四、髋关节穿刺

消毒、局部麻醉后，在髂前上棘与耻骨结节连线中点，腹股沟韧带下2 cm，股动脉外侧垂直进针；或取下肢内收位，与股骨大转子上缘平行，经股骨颈内上方进针。

五、膝关节穿刺

消毒、局部麻醉后，在髌骨上缘水平线与髌骨外缘垂直线的交点进针，向内下方刺入关节腔；或经髌韧带的任何一侧，紧贴髌骨下方向后进针。

六、踝关节穿刺

（一）前外侧穿刺

在伸趾肌腱外缘与外踝之间的凹陷处，刺向下内后方向可达关节腔。

（二）前内侧穿刺

在内踝前刺向下外后方向。

第四章 脊柱损伤

第一节 颈椎病

颈椎病是因颈椎间盘退变本身及其继发性改变刺激或压迫邻近组织，并引起各种症状和体征的颈椎退变性疾患。其发病率为 3.8%～17.6%，男性明显多于女性，是导致颈肩臂痛最常见的原因之一。

一、颈椎病的病因、病理及分型

(一)颈椎病的病因学

颈椎病的病因及发病机制是多种因素共同作用的结果。颈椎间盘的退行性改变及其继发性椎间关节的退变是颈椎病的发病基础。由于颈椎的活动度比胸椎和腰椎大，因而更容易发生劳损，继而出现退行性改变，最早发生退行性改变的是椎间盘组织，一般以 $C_{5\sim6}$、$C_{6\sim7}$ 及 $C_{4\sim5}$ 的顺序出现病变。目前存在以下理论和学说。

1.机械性压迫

(1)静态性压迫：一般而言，人类自 30 岁开始出现颈椎间盘退行性改变。由于椎间隙的高度降低导致椎间关节周围韧带松弛、椎体间活动度增加，继而导致纤维环和前纵韧带、后纵韧带在椎体的附着点处受到持续应力而发生微小创伤，随后出现韧带和骨组织的自身修复，最终在椎体上、下缘韧带附着部出现牵拉性骨刺以及韧带肥厚等变化。椎间盘的膨出或突出、椎体后缘的骨刺突入椎管、韧带的肥厚，导致脊髓或神经根受到压迫。

(2)动态性压迫：人体颈椎屈曲或仰伸位时，突入椎管的椎间盘以及椎体后缘的骨赘就可以压迫脊髓腹侧。退变的黄韧带也可以形成皱褶并突入椎管，压迫脊髓。这种颈椎处于中立位时脊髓没有受到压迫，但是颈椎处于屈曲或者仰伸位时脊髓就受到压迫，称为动态性压迫。动态 MRI 检查可以看出当颈椎处于中立位时椎间盘轻度突出，但是在仰伸位时椎间盘突出幅度增加、黄韧带肥厚形成皱褶突入椎管。

2.节段性不稳定

颈椎的节段性不稳定是颈椎病发病的重要因素之一。当颈椎屈伸活动在某些节段出现异常时，脊髓和神经根在椎体后缘的骨赘上反复摩擦，可引起脊髓及神经根的微小创伤而出现病理损害。另外不稳定造成的椎间关节活动幅度增加，可刺激小关节的关节囊、纤维环及其周围韧带、前纵韧带和后纵韧带内的交感神经末梢，通过寰椎神经的反射引起脊髓及神经根周围营养血管的痉挛，导致脊髓和神经根局部缺血。脊髓压迫、不稳定节段的异常活动导致颈脊髓反复发生一过性缺血，如果频繁出现、持续时间长，可逐渐发生脊髓病。

3.血运障碍

椎间盘突出和骨赘增生可以直接压迫、扭曲前中央动脉及其分支导致血供减少造成脊髓缺血性损害。由于脊髓周围白质(传导束)的血运主要来自根动脉形成的冠状动脉环，因此椎间盘侧方突出、钩椎关节增生等在引发神经根症状的同时还可以引发脊髓症状。实验研究发现，当颈部屈曲时脊髓张力增加，脊髓腹侧受到椎体后缘骨赘的挤压而使脊髓前后径减小，同时脊髓侧方受到间接应力导致横径增加，继而使脊髓前中央动脉的横向分支受到牵拉而变长、变细，加上椎管狭窄导致的累积性脊髓缺血性损害，使脊髓前 2/3 缺血，包括灰质的大部分。由于应力集中在中央灰质区，使其内的小静脉受压，更进一步加重局部灌注不足。当同时存在黄韧带肥厚使脊髓腹背同时受压，由于“钳夹机制”作用使脊髓内部的微循环进一步受到损害。

(二)颈椎病的病理学

在颈椎的各个关节中，椎间盘由于承担着负重与屈伸活动双重功能，最先发生退行性改变。椎间盘退变最先表现为髓核脱水。随着髓核水分的减少，越来越多的应力作用在纤维环上，最终出现纤维变性、分离或断裂，强度减弱。髓核可以穿过裂隙向外突出。向后外侧突出则可致颈神经根受压或部分脊髓受压；向后侧突出通常致使脊髓受压导致脊髓病。

随着椎间盘退变过程的发展，纤维环耐受牵拉与压缩的能力减弱、椎间隙变窄，使前纵韧带和后纵韧带松弛，而椎间活动度异常，有的出现节段性不稳定。纤维环在椎体边缘的附着处因不断受到牵拉而出现牵拉性骨赘。形成的骨赘可同突出的椎间盘一起对神经根或脊髓构成压迫，并产生临床症状。

当神经根受到直接压迫或受到突出的椎间盘和骨赘的牵拉，就可能产生神经根损害，导致该神经根支配区的感觉、运动和反射的异常。这些临床症状的产生除了直接的机械性压迫和血运障碍以外，还与多种神经多肽和致病因子有关。慢性压迫往往产生神经根支配区的麻木感，但是纤维环破裂、髓核脱出则由于局部强烈的炎性反应而产生剧烈的放射性的疼痛。

脊髓型颈椎病中脊髓灰白质均可发生改变。脊髓受到直接压迫的部位改变最明显，并向上、下扩展。病变严重的程度与脊髓压缩比率(即形变后脊髓的矢状径与横径比值)和脊髓横截面积明显相关。研究表明，脊髓压迫比率≥40%的患者神经功能状况明显好于那些脊髓压迫比率＜38%的患者。外科减压手术后，当脊髓压迫比率恢复致40%或以上，或者脊髓横截面积增加致40 mm^2 以上时，预示神经功能可能会得到良好的恢复。受压后脊髓横截面的形状也与脊髓功能有明显关系。当脊髓的形状呈新月样改变时，98%的患者出现了脊髓病的表现。

二、颈椎病的分类、临床表现及鉴别诊断

随着对颈椎病发病机制的深入认识，对颈椎病的分类也不断改进，分类方法主要依据于症状学和病理学两个方面。目前临床上较实用的还是根据患者所表现的临床特点进行的分类。该分类方法对医师和患者均具有指导作用。

(一)神经根型颈椎病

神经根型颈椎病多为单侧、单根发病，但是也有双侧、多根发病者。多见于30～50岁者，一般起病缓慢，但是也有急性发病者。多数患者无明显外伤史。男性多于女性1倍。

1.临床症状

(1)根性痛：是最常见的症状，疼痛范围与受累椎节的脊神经分布区相一致。与根性痛相伴随的是该神经分布区的其他感觉障碍，其中以麻木、过敏及皮肤感觉减退等为多见。

(2)根性肌力障碍：早期肌张力增高，但很快即减弱并出现肌无力和肌萎缩征。其受累范围也仅局限于该脊神经所支配的肌组。在手部以大小鱼际肌及骨间肌为明显。

(3)腱反射异常：早期呈现腱反射活跃，而中、后期反射逐渐减退或消失，检查时应与对侧相比较。单纯根性受累不应有病理反射，如伴有病理反射则表示脊髓同时受累。

(4)颈部症状:明显的颈部疼痛,颈旁可有压痛。压迫头顶时可有疼痛,棘突也可有压痛。

(5)特殊试验:当有颈椎间盘突出时,可出现压颈试验阳性,脊神经牵拉试验阳性,尤以急性期及后根受压为主者。检查方法是令患者坐好,检查者一手扶住患者颈部,另一手握住患者腕部,两手呈反方向牵拉,若患者感到手疼痛或麻木则为阳性。这是由于臂丛受牵拉、神经根被刺激所致。

(6)X线检查:一般表现为椎节不稳(梯形变),颈椎生理曲度减少、变直或成“反曲线”,椎间隙变窄,病变椎节有退变,椎体前后缘有骨刺形成。

(7)CT和MRI检查:CT检查可发现病变节段椎间盘侧方突出,或后方骨质增生,并可以判断椎管矢状径。MRI检查可发现椎间盘变性、髓核后突,椎体及椎间隙后方对硬膜囊和神经根有无压迫。

2.颈神经根病的定位诊断

典型表现为受累神经根的感觉、运动和反射功能的改变,临床常常以此变化作为神经根病变定位的依据。因臂丛神经分支的变异所致,判断颈肩痛患者的受累神经根有时比较困难。

(1)C_3 神经根病:该神经根的皮节支配区位于颈后上部至枕骨和耳部水平。无单独支配的肌群。头痛可与 C_3 神经根病相混淆。

(2)C_4 神经根病:C_4 神经根痛涉及颈根部、向外至肩部内缘、向下至肩胛骨水平的区域。颈部过伸可诱发疼痛发作。该神经根无明确的单独支配的肌群。

(3)C_5 神经根病:C_5 神经根支配颈根部至肩峰并延续至上臂外侧的皮肤区域。三角肌主要由 C_5 神经根支配。该神经根病表现为肩关节外展肌力减弱。其表现与急性肩袖损伤相似,但是后者伴有明确的肩部压痛。其他体征包括肩关节外旋肌力(冈上肌和冈下肌)、肱二头肌肌力降低,肱二头肌腱反射减弱也可因 C_5 神经根支配的部分受损而出现。

(4)C_6 神经根病:$C_{5\sim6}$ 椎间盘是颈椎退行性变疾患中累及率最高的节段。C_6 神经根痛从颈根部沿肱二头肌、前臂的桡侧,放射至手的背侧以及拇指。肱二头肌力减弱常不明显,但是却常伴有伸腕肌力下降。还可能有冈下肌、前锯肌、旋后肌和伸拇肌力减弱。肱二头肌反射以 C_6 神经根支配为主,因此该反射减弱具有 C_6 神经根损害的定位意义。患者常主诉上臂外侧疼痛伴手部桡侧二指的麻木。

(5)C_7 神经根病:典型临床表现为沿肩后部、三角肌和前臂的外侧至示指、中指的放射痛或麻木。肱三头肌反射减弱是 C_7 神经根损害的定位体征。C_7 神经根还支配部分胸大肌的运动，患者可出现肱骨内收肌力减弱。另外，旋前肌、伸指总肌、背阔肌以及屈腕肌，主要是桡侧腕屈肌的肌力减弱。

(6)C_8 神经根病：C_8 神经根支配手的尺侧，主要是环指和小指以及前臂的尺侧，疼痛和麻木沿此路径放射。C_8 神经根主要支配手部的小肌群。完成屈指动作的屈指深肌和浅肌由 C_8 神经根支配。另外，它还和 T_1 神经根一同支配手的内在肌。C_8 神经根损害可出现握力减弱，尤以尺侧为著。

3.颈神经根激惹的特殊临床体征

(1)椎间孔挤压试验：又称“压颈试验”“压头试验”。患者端坐，头偏向患侧并稍后伸，检查者站在患者身后，双手重叠置于患者头顶部，均匀、缓慢地向下按压，如果患者感到颈部疼痛，而且沿着某一个或几个神经根的分布区放射，即为椎间孔挤压试验阳性，是因椎间孔受到挤压刺激神经根的结果。

(2)臂丛神经牵拉试验：患者端坐，检查者站在患者一侧的后方，一手掌扶贴在患者颈外侧部，另一手握住患者腕部，将上肢均匀、缓慢地用力向下、向后、向外牵拉，如果患者感到来自颈根部的麻木或疼痛，而且沿着某一个或几个神经根的分布区放射，即为臂丛神经牵拉试验阳性，是因由于臂丛神经受到牵拉、神经根受到刺激所致。

(二)脊髓型颈椎病

脊髓型颈椎病的发病率为 12%～30%，可造成四肢瘫痪，因而致残率高。通常起病缓慢，以 40～60 岁的中年人为多。合并发育性颈椎管狭窄时，患者的平均发病年龄比无椎管狭窄者小。多数患者无颈部外伤史。有些患者可同时合并神经根型颈椎病。

1.临床表现

(1)多数患者首先出现一侧或双侧下肢麻木、沉重感，随后逐渐出现行走困难，下肢各组肌肉发紧、抬步慢，不能快走。有些患者出现下楼梯时感觉一侧或者双侧下肢有发软或者不稳的情况，好像踏不准台阶。继而出现上下楼梯时需要借助上肢扶着拉手才能登上台阶。严重者步态不稳、更不能跑。患者双脚有踩在棉花垛上的感觉。有些患者走路时常出现不能保持直线行走。有些患者起病隐匿，往往是自己想追赶汽车，却突然发现双腿不能快走。

(2)接着出现一侧或双侧上肢麻木、疼痛，双手无力、不灵活，写字、系扣、持筷、敲打键盘等精细动作难以完成，持物易落。严重者甚至不能自主进食。

(3)躯干部出现感觉异常，患者常感觉在胸部、腹部或双下肢有如皮带样的捆绑感，称为“束带感”。同时躯干或者下肢可有烧灼感、冰凉感、蚁走感。

(4)部分患者出现膀胱和直肠功能障碍。如排尿踌躇、尿频、尿急、尿不尽、尿失禁或尿潴留等排尿障碍,大便秘结。性功能减退。

病情进一步发展,患者须拄拐或借助他人搀扶才能行走,直至最后双下肢呈痉挛性瘫痪,卧床不起,双手失去抓持功能,双上肢不能充分屈伸和上举,导致生活不能自理。

2.体征

颈部多无体征。四肢肌张力增高,腱反射活跃或亢进:包括肱二头肌、肱三头肌、桡骨膜、膝腱、跟腱反射;髌阵挛和踝阵挛阳性。病理反射阳性:如上肢Hoffmann征、Rossolimo征、下肢Babinski征、Chaddock征。浅反射如腹壁反射、提睾反射减弱或消失。上肢或躯干部出现节段性分布的浅感觉障碍区,深感觉多正常。上肢的肌腱反射具有一定的定位诊断意义,如果肱二头肌腱反射减弱或者消失而肱三头肌腱反射活跃,则提示脊髓损害的最高平面很可能就在$C_{5\sim6}$髓节,如果肱二头肌和肱三头肌的腱反射均活跃,则提示脊髓损害的最高平面很可能在$C_{4\sim5}$髓节或者更高髓节。

也有一部分患者仅仅表现为部分肢体肌肉无力和萎缩,没有明显的感觉障碍。肌肉萎缩可以发生在肩带肌群、也可以发生在手的内在肌。

(三)交感型颈椎病

交感型颈椎病症状繁多,多数表现为交感神经兴奋症状,少数为交感神经抑制症状。

常见症状如下。①头部症状:如头晕、头痛或偏头痛、头沉、枕部痛,记忆力减退、注意力不易集中等。偶有因头晕而跌倒者。②眼部症状:眼胀、干涩、视力变化、视物不清、眼前好像有雾等。③耳部症状:耳鸣、耳堵、听力下降。④胃肠道症状:恶心甚至呕吐、腹胀、腹泻、消化不良、嗳气以及咽部异物感等。⑤心血管症状:心悸、心率变化、心律失常、血压变化等。⑥面部或某一肢体多汗、无汗、畏寒,有时感觉疼痛、麻木但是又不按神经节段或走行分布。以上症状往往与体位或活动有明显关系,坐位或站立时加重,卧位时减轻或消失。颈部活动多或劳累时明显,休息后好转。⑦临床检查:颈部活动多正常、颈椎棘突间或椎旁小关节周围的软组织压痛。有时还可伴有心率、心律、血压等的变化。

(四)椎动脉型颈椎病

正常人当头向一侧歪曲或扭动时,其同侧的椎动脉受挤压、使椎动脉的血流减少,但是对侧的椎动脉可以代偿,从而保证椎-基底动脉血流不受太大的影响。

当颈椎出现节段性不稳定和椎间隙狭窄时，可以造成椎动脉扭曲并受到挤压；椎体边缘以及钩椎关节等处的骨赘可以直接压迫椎动脉或刺激其周围的交感神经使椎动脉痉挛，出现椎动脉血流瞬间变化，导致椎-基底供血不全而出现相应症状。

（1）发作性眩晕，复视伴有眼震。有时伴随恶心、呕吐、耳鸣或听力下降。这些症状与颈部位置改变有关。

（2）下肢突然无力猝倒，但是意识清醒，多在头颈处于某一位置时发生。

（3）偶有肢体麻木、感觉异常。可出现一过性瘫痪，发作性昏迷。

（五）其他类型颈椎病

1.食管型颈椎病

食管型颈椎病专指由于颈椎前缘巨大的骨赘挤压食管并且对食管的蠕动运动造成明显影响，以患者出现吞咽困难为临床特征的颈椎病。以一个椎间隙前缘出现巨大局限性骨赘多见。导致出现吞咽困难症状的关键病理因素是骨赘的位置和形状。临床上较多见的是骨赘位于 $C_{4\sim5}$ 和 $C_{5\sim6}$ 椎间隙，向前凸起的骨赘可以影响喉部的上下滑移运动，阻碍吞咽动作的顺畅完成，使患者产生难以咽下东西的感觉。导致症状的骨赘一般为山丘样隆起，骨赘向前方凸起的高度一般不超过 1 cm。发生在 $C_{3\sim4}$ 间隙或者 $C_{6\sim7}$ 椎间隙的骨赘一般不会引起症状，但是如果骨赘巨大，向前方隆起的高度超过 1.5 cm，也可以引发吞咽困难的症状。

2.颈型颈椎病

本型实际上是各型颈椎病的早期阶段，大多处于颈椎椎节退行性变开始，通过窦椎神经反射而引起颈部症状。但如处理不当，易发展成其他更为严重的类型。以青壮年者为多，几乎所有的患者都有长期低头作业的情况。颈部酸、痛、胀等不适以颈后部为主，部分患者颈部活动受限或被迫体位，也有患者可出现一过性上肢麻木，但无下肢行走障碍。X 线片上除颈椎生理曲度变直或消失外，在侧位伸屈位 X 线片上可观察到约 1/3 的病例椎间隙显示松动及梯形变。MRI 成像显示髓核可有早期变性征，少数病例可发现髓核后突征。

三、颈椎病的诊断及鉴别诊断

颈椎病的诊断过程包括神经系统损害的定位和定性诊断、影像学资料的判断以及根据临床表现与相应的疾病进行鉴别诊断。

（一）颈神经根病的定位诊断

名词“神经根病”特指神经根功能障碍具有的症状和体征。其病因可以是神经根受到机械性压迫，例如突出的椎间盘髓核组织或增生的骨赘，也可以是营养血管功能障碍或者神经根本身病变所致。

神经根病损的定位和定性诊断在颈椎病的诊断过程中非常重要。本章第二节详细介绍了各个神经根损害的具体表现，根据患者的临床症状、体征，可以基本上做出比较准确的定位诊断。

由于臂丛神经是由多根外周神经组成，这些神经在臂丛神经下行（干、束、支）的过程中逐步分出，因此多数表现为多根混合支配的现象，造成神经根型颈椎病临床表现多样化，其疼痛的性质可以是放射痛、也可以是牵涉痛。

(二)颈脊髓病的定位和定性诊断

名词“脊髓病”特指脊髓功能障碍具有的症状和体征。其病因可以是脊髓受到机械性压迫，例如突出的椎间盘髓核组织或增生的骨赘，也可以是营养血管功能障碍或者脊髓本身病变所致。

1.上运动神经元损害的体征

当脊髓受到机械性压迫时，可以造成损害平面以下的脊髓节段出现上运动神经元损害的体征，又称“锥体束征”。具体特征为四肢肌张力增高，脊髓损害很严重时肌张力可以明显增高，严重时甚至出现铅管样强直，多见于下肢；四肢肌腱反射活跃甚至亢进；深浅感觉减退或者消失；出现病理反射（病理征），尤以上肢出现病理征多见，少数患者也可以同时出现下肢的病理反射。

Hoffmann 征是上肢的病理征，表示颈部脊髓出现上运动神经元性损害。值得注意：有时健康人也可以出现对称性 Hoffmann 征阳性，如果没有其他上运动神经元损害的体征，则没有临床意义。对于那些具有比较明显的颈脊髓病的临床症状、但是 Hoffmann 征阴性的患者，可以让患者进行颈部全屈全伸运动20 次后再检查，即动力性 Hoffmann 征试验，以便明确是否存在阳性体征。如果颈部运动之后出现 Hoffmann 征阳性，或者原来的 Hoffmann 征变得更为明显，均有诊断意义，而且提示节段性不稳定在患者的发病过程中具有重要意义。如果一侧出现 Hoffmann 征阳性，往往更具诊断意义。

2.下运动神经元损害的体征

脊髓受到突出的椎间盘髓核组织或者骨赘的直接压迫时，常常出现上运动神经元损害的体征和下运动神经元损害的体征共同存在的情况。主要表现为椎间盘突出的节段所对应的脊髓节段出现下运动神经元损害的体征，表现为该脊髓节段所支配的运动平面出现肌张力下降、肌力减退、肌腱反射减弱或者消失，该脊髓节段所支配的感觉平面出现皮肤痛觉过敏或者减退。而椎间盘突出的节段所对应的脊髓节段的远端则出现上运动神经元损害的体征。仔细确认下运动神经元损害的平面对于判断神经损害的节段有着重要意义。例如，当出现 $C_{5\sim6}$ 节段的椎间盘突出压迫脊髓出现不完全性瘫痪时，可以出现颈脊髓 C_6 平面的下运动神经元损害的体征，同时还出现 C_7 平面上运动神经元损害的体征。

(三)颈椎病患者的影像学检查

1.X 线检查

颈椎的正位、侧位以及过屈、过伸侧位 X 线片是最常用的平片检查。

(1)颈椎正位和侧位 X 线检查。常常可以观察到颈椎退行性改变的 X 线特征性表现：正位片可见钩椎关节变尖或横向增生、椎间隙狭窄；侧位片见颈椎顺列不佳、反曲、椎间隙狭窄、椎体前后缘骨赘形成、椎体上下缘(运动终板)骨质硬化、发育性颈椎管狭窄等。颈椎侧位 X 线片的另一个重要意义就是颈椎管的测量。最为常用的方法是比值法：在颈椎侧位 X 线片上，$C_{3\sim6}$ 的任何一个椎节，如果椎管的中矢状径与椎体的中矢状径的比值≤0.75，就可以诊断为发育性颈椎管狭窄。

(2)颈椎过屈过伸侧位 X 线片。颈椎过屈过伸侧位 X 线片在现代颈椎外科中具有重要意义，主要用于判断颈椎的活动范围、颈椎的柔韧性以及有无节段性不稳定。目前适合国人的颈椎不稳定的诊断标准还没有统一，多数学者认为在颈椎过屈过伸侧位 X 线片上，如果出现某一个节段在过伸位或者过屈位上出现椎体间成角≥11°，或者出现在过伸位和过屈位片上椎体间前后滑移之和≥3 mm，就可以诊断为节段性不稳定。值得注意的是，患者在拍摄颈椎过屈过伸侧位 X 线片时必须尽量做到颈椎屈曲和仰伸到位，然后再进一步屈曲和仰伸，“过屈”的含义是过度屈曲，“过伸”的含义是过度仰伸，只有做到真正意义上的“过屈过伸”，才能够反映出可能存在的节段性不稳定，否则就可能出现由于患者本身原因造成颈椎屈伸活动范围不够而掩盖了实际上存在的不稳定。

2.CT 检查

CT 图像可显示出椎管的形状以及细微骨结构的变化，还可以发现早期或者细小的后纵韧带骨化。利用三维重建技术可以实现矢状位、冠状位以及立体层面的图像重建。

3.MRI 检查

由于 MRI 图像可以清晰地显示出椎管内、脊髓内部的改变和脊髓受压部位及形态改变，已经成为颈椎外科的常规检查。仔细观察 MRI 图像可以分辨出突出的椎间盘组织是否已经突破后纵韧带、是否合并后纵韧带肥厚等细微变化，了解这些细节对于手术中能否实现彻底减压至关重要。

由于CT和MRI图像有各自的成像特点，因此只有联合应用，才能做到相互补充，提供全面的影像学信息，确定颈椎病的诊断。只有做到诊断明确，才能为进一步制订治疗方案以及制订手术计划、确定减压范围提供依据，进而为获得最佳临床疗效奠定基础。

(四)颈椎病诊断标准和鉴别诊断

1.神经根型

患者具有根性分布的症状(麻木、疼痛)和体征；压颈试验或臂丛牵拉试验阳性；影像学所见与临床表现相符合；除外颈椎外病变(胸廓出口综合征、网球肘、腕管综合征、肘管综合征、肩周炎、肱二头肌长头腱鞘炎等)所致以上疼痛者。

2.脊髓型

患者出现颈脊髓损害的临床表现；影像学显示颈椎退行性改变、颈椎管狭窄，并证实存在脊髓压迫；除外进行性肌萎缩性脊髓侧索硬化症、脊髓肿瘤、脊髓损伤、继发性粘连性蛛网膜炎、多发性末梢神经炎。

3.交感型

交感型诊断较难。出现交感神经功能紊乱的临床表现、影像学显示节段性不稳定。对部分症状不典型的患者，如果行星状神经节封闭或颈椎高位硬膜外封闭后，症状有所减轻，则有助于诊断。除外其他原因所致的眩晕如下。①耳源性眩晕：由于内耳出现前庭功能障碍，导致眩晕。如梅尼埃综合征、耳内听动脉栓塞。②眼源性眩晕：屈光不正、青光眼等眼科疾患。③脑源性眩晕：因动脉粥样硬化造成椎-基底动脉供血不全、腔隙性脑梗死；脑部肿瘤；脑外伤后遗症等。④血管源性眩晕：椎动脉的 V_1 和 V_3 段狭窄导致椎-基底动脉供血不全；高血压病、冠心病、嗜铬细胞瘤等。⑤其他原因：糖尿病、神经官能症、过度劳累、长期睡眠不足等。

4.椎动脉型

曾有猝倒发作、并伴有颈源性眩晕；旋颈试验阳性；影像学显示节段性不稳定或钩椎关节增生；已经除外其他原因导致的眩晕。经颅多普勒超声(TCD)、数字减影血管造影术(DSA)、磁共振血管成像(MRA)可探查基底动脉血流、椎动脉颅内血流，推测椎动脉缺血情况，是检查椎动脉供血不足的有效手段，也是临床诊断颈椎病，尤其是椎动脉型颈椎病的常用检查手段。椎动脉造影和椎动脉“B超”对诊断有一定帮助。

5.食管型颈椎病

具有明确的进行性吞咽困难病史，影像学检查显示颈椎前缘巨大骨赘形成；食管镜检查或者影像学检查已经除外食管和纵隔占位性病变。

四、颈椎病治疗与康复

（一）颈椎病的治疗

对于神经根型、交感型、椎动脉型颈椎病，大部分患者经非手术治疗效果优良，仅一小部分患者症状严重，或者经过非手术治疗仍然症状明显而需要手术治疗。对于合并颈椎椎管狭窄或颈椎不稳定者，不应推拿治疗，如果同时合并颈脊髓病则不宜牵引治疗。如果出现明显的颈脊髓病表现，影像学检查显示明确的脊髓压迫，治疗原则是尽早手术。

1.非手术治疗

对于神经根型颈椎病患者，适当卧床休息可以减轻颈椎间盘内的压力，减少因为颈部活动过度而造成的节段性不稳定，从而减轻或者消除对神经根的刺激和压迫。牵引可以采取卧位或坐位，颈部微屈，重量一般为 3～5 kg，最大牵引重量不宜超过体重的 1/10，重量过大常使症状加重。牵拉头部时出现症状加重者不适合牵引治疗。有的患者单以围领保护就可以使症状好转。对于疼痛明显者，可以采用物理治疗及脱水、激素、服用非甾体的解热镇痛药物、神经营养药物，也可以配合使用肌肉松弛药物，可以达到减轻或者缓解急性疼痛的效果。交感型和椎动脉型颈椎病患者也可以试用卧床休息和牵引的方法，主要目的是减轻椎旁肌的痉挛，减轻椎间盘内的压力，从而减少不稳定对交感神经末梢的刺激，达到缓解症状的目的。

物理治疗的主要作用是扩张血管、改善局部血液循环，解除肌肉和血管的痉挛，消除神经根、脊髓及其周围软组织的炎症、水肿，减轻粘连，调节自主神经功能，促进神经和肌肉功能恢复。常用治疗方法有直流电离子导入疗法、低频调制的中频电疗法、超短波疗法、超声波疗法、超声电导靶向透皮给药治疗、高电位疗法、光疗等。对于各型颈椎病都有一定的治疗作用。

中药治疗效果肯定，以痛为主，偏瘀阻塞凝，宜祛瘀通络；如偏湿热，宜清热利湿；如伴有麻木，加止痉散。以麻木为主，伴有肌肉萎缩，取益气化瘀通络法。中成药具有服用简单、携带方便等优点。

2.颈椎病的微创治疗

颈椎病的微创治疗指利用经皮穿刺技术进行椎间盘内减压的治疗方法。通过减少髓核体积，降低椎间盘内压力，从而减轻突出的椎间盘对神经根和脊髓的压迫和刺激，达到减轻症状的目的。常用的方法有激光汽化、化学溶核、臭氧注入、射频消融等。具有操作简单、创伤小、术后恢复迅速、费用低廉等优点，适合基层医疗单位开展。

颈椎病的微创治疗必须注意严格控制适应证。上述微创疗法的最佳适应证是轻度或者早期颈椎病患者，MRI 检查显示椎间盘轻度突出，纤维环完整，同时 X 线片显示没有明显节段性不稳定，CT 扫描显示没有明显骨性压迫。对于椎间盘突出明显，特别是已经有游离的髓核或者软骨板碎片突破后纵韧带进入椎管者，不适合微创治疗。

采用内镜辅助进行颈前路椎间盘切除、植骨融合术也是微创治疗在颈椎外科应用的成功术式，国内外均有开展并获得良好效果。

3.手术治疗

手术治疗的主要目的是解除由于椎间盘突出、骨赘形成或韧带骨化对脊髓、神经根的压迫；消除椎间盘突出和节段性不稳定对脊髓、神经根、交感神经、椎动脉的刺激；恢复和重建颈椎的稳定性。

对于脊髓型颈椎病一旦确诊应当积极手术，而其他各型颈椎病应当积极采取保守疗法，只有个别患者出现以下情况时才需要手术：①保守治疗无效或疗效不巩固、反复发作；②症状明显并严重影响患者生活和工作；③出现严重的神经根损害——受累神经根所支配的肌肉运动障碍时。

手术方法：①前路手术包括椎间盘切除＋椎体间植骨融合术、椎间盘切除＋椎体次全切除术＋椎体间大块植骨融合术、椎间盘切除＋人工椎间盘置换术，目的是彻底解除来自前方的对于脊髓和神经根的压迫、稳定颈椎。②后路手术包括后路椎板成形术（单开门、双开门）、后路椎板成形术＋侧块（椎弓根）钛板螺钉内固定、椎板间植骨融合术、后路椎板成形术（单开门、双开门）＋神经根管扩大术，目的是扩大椎管、同时解除来自后方和前方的对于脊髓的压迫。③后路、前路联合手术。

（1）椎间盘切除＋椎体间植骨融合术：是颈椎病的经典术式，包括切除病变节段的椎间盘组织和上、下软骨板，突入椎管的髓核组织和后骨刺，椎体间植骨重建椎体间稳定性。后纵韧带不要求常规切除，应当仔细分析术前 MRI 影像学资料，如果判断有后纵韧带肥厚或者有游离的髓核组织突破后纵韧带进入椎管，则应当切除肥厚的后纵韧带或者切开后纵韧带取出游离的髓核组织，做到彻底减压。使用钛板内固定具有维持和恢复椎间隙高度、维持植骨块位置、提高融合率等优点。椎间融合器具有提高植骨融合率、维持和恢复椎间隙高度等优点。一般来讲，单节段或双节段融合不需要同时使用钛板，但是如果同时合并使用钛板固定，则固定更加牢固，理论上术后不需要任何外固定。如果实施3个或3个以上节段的融合，尤其是进行后凸矫正时，则必须加以钛板固定。

手术适应证为：①由于椎间盘突出、后骨赘等压迫神经根或脊髓导致的神经根型颈椎病和脊髓型颈椎病；②由于椎间盘退变造成节段性不稳定导致的交感型颈椎病和椎动脉型颈椎病；③由于椎间盘退变造成的颈椎退变性后凸畸形，导致脊髓腹侧受压的脊髓型颈椎病，需要矫正后凸畸形者；④由于巨大的骨赘压迫食管而导致吞咽困难的食管型颈椎病，因为骨赘和椎间盘的切除而导致节段性不稳定，因此切除骨赘后还需要进行椎体间融合术。

(2)椎间盘切除＋椎体次全切除术＋椎体间大块植骨融合术：此术式为前一种术式的扩展，切除范围包括上、下节段的椎间盘，后骨赘以及中间的椎体，再行椎体间植骨重建稳定性，最后实施钛板内固定。植骨可以选用自体髂骨(三面皮质骨)、自体腓骨。近年来多数学者采用钛网(笼)内填自体松质骨(一般是切除的椎体)或者同种异体骨，来代替自体髂骨，也取得了很好的融合效果。

手术适应证：①由于严重的后骨赘造成节段性退变性椎管狭窄，压迫脊髓导致的脊髓型颈椎病；②孤立型后纵韧带骨化导致脊髓局部受压。③严重的节段性退变性椎管狭窄合并退变性后凸，需要减压同时校正后凸畸形者。

椎体次全切除术的手术节段可以包括一个椎体或者两个椎体，但是如果切除更多的椎体，虽然从减压的角度来讲，可以较好地解除脊髓腹侧的压迫，但是颈椎运动功能却可以因此而受到严重损害，所以必须慎重。

(3)椎间盘切除＋人工椎间盘置换术：这是近年来开始应用的一种新型手术。其目的是切除病变的椎间盘后，植入可以活动的人工椎间盘来代替传统的椎体间植骨融合术，实现保留运动节段、减少相邻节段椎间盘的退变的目的。目前在我国可以使用的人工椎间盘系统有很多种，例如Bryandisc、Prodisc-C、Discover、Mobi-C、Prestige LP等。

手术适应证：由于椎间盘突出造成神经根或脊髓受压而导致的神经根型颈椎病和脊髓型颈椎病，不伴有明显的椎间隙狭窄、局部后凸畸形、节段性不稳定。

手术禁忌证：①椎间盘退变严重造成椎间隙明显狭窄、该节段屈伸活动范围明显减小；②严重骨质疏松症；③严重节段性不稳定，尤其是过屈过伸侧位X线片显示椎体间前后滑移≥3 mm；④创伤、肿瘤、感染等。

(4)后路椎板成形术(单开门、双开门)：椎板成形术为颈椎后路减压的经典术式。通过扩大椎管空间，使脊髓后移，从而达到脊髓减压的目的。虽然开门后椎板固定的方式有很多种，但是基本原理相同，即防止再关门。此术式的优点是减压充分、可以较好地保留颈椎的活动。由于单开门术相对于双开门术在操作上更为简单，因此应用更为普遍。

常用的单开门术后椎板固定的方法包括小关节的关节囊韧带悬吊方法、锚定法、人工椎板固定法、微型钛板固定法，保留肌肉韧带复合体（棘突重建）法等。

小关节的关节囊韧带悬吊法应用最为普遍，将粗丝线穿过在棘突根部的预穿孔再穿过同节段小关节的关节囊和周围韧带组织，打结后将椎板固定于开门状态。此法简单、经济，但是由于固定点是在软组织上，因此门轴处于轻度“弹性”固定状态，如果缝合欠佳，存在一定再关门风险。有人认为由于关节囊受到累及，可能出现术后早期颈肩部疼痛等症状。

锚定法是另一种保持“开门”的固定技术，先将颈椎侧块螺钉固定在同节段的颈椎侧块上，再将系在螺钉根部的粗丝线穿过在棘突基底部的预穿孔，打结后将椎板固定于开门状态。由于门轴固定是在侧块螺钉上，所提供的“刚性”固定更为牢靠。在显露侧块关节时不宜对小关节囊进行过多剥离，以免由此引起术后颈部疼痛。

人工椎板固定法通过在椎板开门处安放人工椎板，填充椎板开门后的空隙，从而保持椎板处于开门状态，人工椎板的材料可以是自体骨、同种异体骨或者人工骨。

微型钛板固定法则是通过微型超薄钛板连接开门后的椎板和侧块，保持椎板处于开门状态。这种方法均可以有效避免再关门现象发生，术后轴性症状的发生率也明显降低。

保留一侧肌肉韧带复合体的单开门术：显露左侧椎板，在棘突根部切断 $C_{3\sim7}$ 棘突，将 $C_{3\sim7}$ 棘突连同附着的椎旁肌一同翻向右侧，显露右侧椎板。开门后，用钛缆将棘突与开门后的椎板连接固定。这样右侧的肌肉韧带复合体得以保留。将左侧分离的椎旁肌与右侧相应节段椎旁肌点对点缝合，在中线缝合项韧带，重建颈后肌肉韧带复合体。术后轴性症状发生率明显减少。

后路椎板成形术的适应证：①脊髓型颈椎病伴有发育性颈椎管狭窄；②多节段退变性颈椎管狭窄导致脊髓腹背受压；③连续型或混合型颈椎后纵韧带骨化。

（5）后路椎板成形术＋侧块（椎弓根）钛板螺钉内固定、椎板间植骨融合术：此术式为前一种术式的扩展，即在进行椎管扩大的同时，应用颈椎侧块螺钉固定技术或经椎弓根螺钉固定技术进行后路固定和植骨融合。目前国内外可以使用的颈椎后路内固定器械分为钉-板系统和钉-棒系统两类。由于钉-棒系统占据的空间比钉-板系统少，因此更有利于植骨。

手术适应证包括具有前一种术式的适应证同时伴有：①明显的节段性不稳定；②轻度后凸畸形，术前过屈过伸 X 线片显示后凸畸形在后伸位时可以自行矫正。

(6)后路椎板成形术(单开门、双开门)＋神经根管扩大术：此种术式为颈椎后路椎板成形术的扩展。即在进行椎管扩大的同时有选择性地切除某些节段的部分或全部小关节，扩大神经根管，解除神经根的压迫。一般切除小关节的内侧 1/3 或 1/2，即可显露 5～8 mm 长度的神经根。达到脊髓和神经根的同时减压。一般不需要同时进行内固定，但是如果切除范围达到或超过小关节的 1/2，就会对颈椎的稳定性造成影响，需要同时进行后路内固定和植骨融合。

手术适应证：具有第一种术式的适应证同时伴有以下情况。①比较明确的神经根损害的症状和体征；②椎管狭窄特别严重，例如严重的退变性颈椎管狭窄、严重的 OPLL 造成椎管有效容积明显减少，特别是神经根管入口也明显狭窄时，为了防止开门后脊髓后移造成神经根过度牵拉而出现神经根损害的症状，例如 C_5 神经根麻痹，可以选择性地进行神经根管减压。

(7)后路、前路联合手术：指在一次或分次麻醉下完成颈椎后路、前路的减压＋融合术。手术方式原则上可以是上述前路、后路术式的组合。

手术适应证为：①存在发育性或退变性颈椎管狭窄同时合并巨大椎间盘突出、骨刺形成、孤立型脊椎后纵韧带骨化症(OPLL)导致脊髓腹背受压同时脊髓前方局部压迫特别明显的脊髓型颈椎病；②存在发育性或退变性颈椎管狭窄需要后路减压，同时伴有明显的颈椎后凸畸形，术前颈椎过屈过伸位 X 线片显示颈椎后凸在过伸位不能自行矫正而要前路手术矫正者。

手术可以在一次麻醉下先行后路减压，然后再实施前路手术。也可以分次手术，即先行后路减压，根据患者病情恢复情况在 3～6 个月后再实施前路手术。由于存在颈椎管狭窄，先进行颈后路椎板成形术，可以扩大椎管的储备间隙，使脊髓向后方退移，然后再完成前路减压、融合、固定，可以大大减少术中对脊髓的刺激、降低损伤脊髓的机会。如果先行前路手术，由于存在椎管狭窄，脊髓受压严重，储备间隙极其狭小，如有操作不慎，极易损伤脊髓。

实践证明，一次麻醉下前后路手术与单纯后路或前路减压手术相比，可以获得更快、更充分的脊髓功能的恢复，降低再手术的可能。而且治疗周期短、总体费用将比分期手术降低许多，更有意义的是为患者争取到了宝贵的时间，使脊髓功能的恢复更快、更好。由于近年来医疗科技的迅猛发展，医疗服务的进步和手术技巧的熟练与提高，使医疗安全性大大提高，手术并发症并没有因此而增加。但是对于老年患者（70 岁以上）、心肺功能下降以及合并糖尿病的患者，应避免前后路一期手术。

（二）颈椎病的康复

1.颈椎病的围术期管理

（1）颈椎病术前准备。①戒烟：尼古丁不仅直接损害神经细胞，还可以影响脊髓的血液供应，直接影响手术效果。同时，吸烟还可以刺激呼吸道产生很多分泌物，容易诱发术后呼吸道感染甚至肺炎。严重吸烟者（20 支/天以上）必须提前 1～2 周戒烟，使呼吸道经过自洁，咳痰明显减少以后，才能接受手术。②练习侧身起卧动作：正常情况下颈椎在左右方向上自身稳定性和抵抗外力的能力最强，在前后方向上最薄弱，手术以后将更加薄弱。因此，手术后侧身起卧，可以使颈椎受到保护。必须避免在仰卧位姿势下直接起卧。手术前 1～2 天经过多次练习侧身起卧动作，可以明显减少术后的不适应造成的痛苦。③气管推拉练习：适用于颈椎前路手术前进行。术前 3～4 天进行气管推拉练习，可以增加颈部的韧带、血管、神经等结构的伸缩性，从而明显减轻手术后颈部和咽喉部位因为术中的牵拉造成的疼痛与不适感。

（2）颈椎病术后管理。①体位：全麻术后需要平卧 4 小时，颈后可以垫上数层软毛巾，给予颈部一定的柔软支撑，注意颈后不能悬空，否则可以引发强烈的不适感甚至疼痛。如果没有特殊情况，手术后 4 小时就可以自由翻身。颈椎前路手术 4 小时后，就可以使用正常的枕头。颈椎后路手术后必须注意侧卧位，这样可以避免已经开门的椎板受到压迫出现再关门或者切口引流管被压住导致硬膜外血肿。侧卧位时应当保持枕头与肩同高，枕头过高或者过低都可以因为颈部扭曲引发强烈不适感甚至疼痛。②引流：颈椎病的术后引流推荐采用负压持续吸引引流装置，可以最大限度地减少伤口内血肿形成所引发的并发症。一般前路手术负压引流放置 24～48 小时，后路手术负压引流需要放置 48～72 小时。当引流量＜50 mL/24 h 就可以拔除引流管。然后患者就可以离床活动。③围领保护：颈椎手术后，卧床期间不需要佩戴围领。只要内固定坚强，开始离床活动以后也不需要全天围领保护。一般情况下颈部可以自由活动。术后 6 周之内出门、乘车时需要佩戴围领，保护颈椎，以防万一。

2.颈椎病的术后康复

（1）颈部开始活动：一般情况下，去除围领后就可以开始颈部活动的锻炼。

练习颈部活动时应该遵循循序渐进的原则，练习颈部前屈、后伸、左右旋转活动。动作要缓慢、到位，即尽可能做到最大幅度，一般每天锻炼2～4组，每组5～10次即可，不宜过多。

(2)项背肌锻炼：手术后及早开始颈部肌肉的锻炼，不仅可以加快术后康复的速度和质量，还有助于预防其他颈椎节段以后发生颈椎病。颈部肌肉中，项背肌是最重要的肌群，因此项背肌锻炼最为重要。

(3)神经功能锻炼：颈椎病手术后的神经功能锻炼对于四肢力量和灵活性的恢复非常重要，必须认真对待。

第二节　颈椎管狭窄

一、颈椎管狭窄的病因及病理

颈椎管狭窄的含义是指任何原因导致颈椎管的有效容积减少，致使脊髓周围储备间隙减小的一种状态。由于颈椎的椎管是由各个椎节的骨性椎管以及连接各个椎节的韧带等结构构成，因此测量是否存在椎管狭窄又可以分为骨性椎管测量和实际椎管测量。测量骨性椎管是否狭窄可以依据X线平片和CT检查进行，而测量实际椎管是否狭窄则是在MRI图像上进行。目前比较公认的骨性椎管测量方法是比值法，即在颈椎侧位X线片上测量椎管的中矢状径与椎体的中矢状径的比值。CT检查可以作为一种补充测量方法。实际椎管的测量一般在MRI片上测量脊髓的压缩比或者脊髓的实际面积。

(一)骨性颈椎管狭窄的病因以及病理

导致骨性椎管狭窄的原因可以分为发育性颈椎管狭窄、先天性颈椎管狭窄、退变性颈椎管狭窄和继发性颈椎管狭窄。

1.发育性颈椎管狭窄

发育性颈椎管狭窄是指每一节椎骨的结构均未出现异常，但是椎管的容积相对较小。这些人群在出生时以及儿童时期并不存在颈椎管狭窄，但是随着青春期的快速发育，椎管的容积发育相对滞后，因而在成年期表现为椎管狭窄，因此称为发育性颈椎管狭窄。

正常椎管内脊髓周围有较大的空间存在，称之为储备间隙，当存在发育性颈椎管狭窄时，由于颈椎管的储备间隙较没有椎管狭窄的人明显减少，颈椎出现退行性改变以后，直接的机械性压迫，如轻微的椎间盘膨出或突出、微小的骨赘或节段性不稳定就很容易造成脊髓病的发生。

发育性颈椎管狭窄的诊断标准：在颈椎侧位X线平片上，$C_3\sim C_6$中任何一个椎节的椎管中矢状径与椎体中矢状径的比值≤0.75。

以0.75(比值法)为颈椎管狭窄的诊断标准，发现121例脊髓型颈椎病患者中，83例有发育性椎管狭窄，提示脊髓型颈椎病好发于发育性椎管狭窄的人群中。因此，发育性颈椎管狭窄是脊髓型颈椎病发病的重要致病因素。患有脊髓型颈椎病同时伴有发育性椎管狭窄的患者接受前路减压手术效果不好，而再次行后路椎管减压后效果满意。近20年来对伴有发育性椎管狭窄的脊髓型颈椎病采用椎板成形椎管扩大术获得较好的治疗效果，说明发育性椎管狭窄的诊断对选择治疗方式有重要指导意义。

近年来的研究发现，在一部分发育性颈椎管狭窄的患者中，MRI图像显示脊髓周围仍然有一部分储备间隙，而少数正常发育的椎管患者中，MRI图像却显示脊髓周围几乎没有多少储备间隙了。但是对伴有发育性颈椎管狭窄和不伴有发育性颈椎管狭窄患者的颈椎MRI图像研究发现，二者在横断面上脊髓面积/硬膜囊面积的比值却没有显著差异($P>0.05$)；另外，二者MRI图像上硬膜囊中矢状径与椎体中矢状径的比值均小于X线片上椎管中矢状径与椎体中矢状径的比值($P<0.05$)，这是由于椎管内硬膜外的其他内容物(后纵韧带、黄韧带等)占据了一部分空间所致，也说明其存在对椎管的容积有明显影响。以上研究提示，存在发育性椎管狭窄的患者，脊髓可能由于自身发育原因，在椎管内的空间占有率和发育正常椎管内脊髓的空间占有率无差别，一部分患者存在"小椎管伴小脊髓"的现象。如果发育性椎管狭窄患者的MRI片上脊髓/硬膜囊面积比值<0.41，并且≥3个节段，说明仍然具有一定的储备间隙，否则就是储备间隙不足。存在发育性颈椎管狭窄，同时椎管储备间隙不足的患者较储备间隙正常的脊髓型颈椎病患者发病年龄早、病情进展快、脊髓损害严重($P<0.05$)，"小椎管伴小脊髓"的患者接受后路手术疗效更佳。

尽管部分人群存在以上现象，X线片上应用比值法测量骨性椎管矢状径仍然是判断发育性颈椎管狭窄的最直接、最经济、最初步的手段，而且在颈椎术后疗效判定中仍具有重要意义。

2.先天性颈椎管狭窄

先天性颈椎管狭窄是指某一节或几节椎骨的结构均出现异常，例如颈椎椎体分隔不全、椎板分隔不全、小关节融合、脊柱裂、蝶形椎、楔形椎等，同时椎管的容积相对较小。这些人群在出生时以及儿童时期由于椎骨存在先天性异常，可能已经存在颈椎管狭窄，但是由于脊髓比较小而没有显示出来，随着青春期脊髓的快速发育、椎管的容积发育相对滞后，因而在成年期表现为椎管狭窄，因此称为先天性颈椎管狭窄。由于椎管内脊髓周围储备间隙的减小，当颈椎出现退行性改变以后，直接的机械性压迫，如轻微的椎间盘膨出或突出、微小的骨赘或节段性不稳定就很容易造成脊髓病的发生。椎管测量的方法与发育性颈椎管狭窄相同。

3.退变性颈椎管狭窄

退变性颈椎管狭窄是指随着椎间关节的退行性改变的发展，椎体后缘出现明显的骨赘，从而占据了椎管的空间，导致脊髓周围储备间隙减小甚至脊髓受到压迫。这种在成年期因为退变形成巨大骨赘而表现出的椎管狭窄，称为退变性颈椎管狭窄。退变性颈椎管狭窄的测量方法为，在颈椎侧位 X 线片上测量椎体后缘的骨赘至椎管后壁的最短径与椎体的中矢状径的比值，如果≤0.75，即可诊断为退变性颈椎管狭窄。

此外，随着颈椎椎间关节退行性改变的发展，出现节段性不稳定。表现为当颈椎处于中立位时，颈椎管可能并不狭窄或者仅仅表现为轻度狭窄，但是当颈椎后伸时，上位椎体向后移位，使颈椎骨性椎管的实际径线变小。这种随着颈椎运动功能的变化而发生变化的颈椎管矢状径称为功能径。颈椎管的功能径在脊髓型颈椎病的发病中具有重要意义。椎体后缘骨赘形成使功能Ⅰ径减小，而颈椎存在节段性不稳定、颈部后伸时则使功能Ⅱ径减小，使脊髓受到钳夹，最终出现脊髓病。

4.继发性颈椎管狭窄

继发性颈椎管狭窄是指随着椎管内韧带（后纵韧带、黄韧带）的肥厚、钙化、骨化过程的进展，逐步占据了椎管的空间，导致脊髓周围储备间隙减小甚至脊髓受到压迫。由于后纵韧带骨化、黄韧带钙化、黄韧带骨化不属于退行性病变，因此这一类椎管狭窄称为继发性颈椎管狭窄。

（二）椎间关节退变与颈椎管狭窄

随着椎间关节的退行性改变，逐渐出现椎间盘膨出或者突出、后纵韧带肥厚、黄韧带肥厚等病理变化，占据了骨性椎管的空间，导致实际椎管的有效容积变小。这些改变在椎间隙水平表现尤为突出，表现为 MRI 图像上脊髓呈串珠样受压。尤其是当颈椎后伸时，脊髓本身变粗，同时椎间盘后突增加、黄韧带形成皱褶突入椎管，使椎管实际空间更为狭小。

由于椎间盘突出、黄韧带肥厚等病理改变，造成脊髓受压而发生脊髓病。特别是当存在发育性颈椎管狭窄时，由于椎管内的储备空间本来就很小，因此只要出现轻度的椎间盘突出或者黄韧带肥厚，再加上节段性不稳定，患者很容易出现脊髓病的临床症状。

（三）颈椎后纵韧带骨化症与颈椎管狭窄

颈椎后纵韧带骨化症（OPLL）是造成颈椎管狭窄的另一个常见、重要原因。

OPLL 的发生与发展过程并不是很清楚，很可能是先出现韧带的肥厚，然后出现韧带组织的逐渐骨化。因此，在组织病理学上又可以分为成熟型和未成熟型两种类型，然而在手术切除的标本上往往可以观察到成熟区域和未成熟区域共存的现象。当患者出现临床症状而来就诊时，在大多数病例中已经可以见到成熟的骨化组织形成，在后纵韧带各层均可见到，有时还可以见到硬脊膜的骨化，严重时骨化的韧带还可以与硬脊膜紧密地粘连在一起。随着 MRI 和 CT 检查的普遍应用，可以发现越来越多的未成熟的 OPLL，表现为 MRI 图像上脊髓前方可见大片低信号影，但是 CT 扫描却仅仅能够看到部分骨化组织影。

（四）颈椎管狭窄与颈脊髓损伤

颈椎管狭窄的重要意义除了可以导致慢性压迫性颈脊髓病以外，它还可以造成急性颈脊髓损伤，尽管致伤外力可能还不足以导致颈椎出现骨折或者脱位，称为“无骨折脱位型颈脊髓损伤”，其中发育性颈椎管狭窄是最为常见的病理基础。这种颈脊髓损伤有别于颈椎骨折脱位造成的脊髓损伤。当颈椎发生骨折脱位时，脊髓因为受到移位的骨折片、脱位的椎体的直接打击、挤压、碾搓，脊髓受到的损伤往往比较严重，甚至出现完全性脊髓损伤。而无骨折脱位型颈脊髓损伤的损伤机制却不同，由于患者颈椎管内储备间隙狭小，当出现退行性改变如椎间盘突出、骨赘生成、黄韧带肥厚时，脊髓周围几乎没有任何缓冲间隙，当受到外力使颈椎突然被动过屈、过伸时，脊髓因为受到挤压、折顶而发生损伤，损伤程度往往不是非常严重，一般为不完全性脊髓损伤。因此，对于出现急性颈脊髓损伤而没有骨折脱位的患者，应当注意有无发育性颈椎管狭窄等上述病理因素。早期手术、彻底减压是争取较好疗效的重要因素。

无骨折脱位型颈脊髓损伤是一种具有明显临床特点的损伤类型。在诊断、治疗和预后方面都不同于骨折脱位合并的脊髓损伤，也不同于脊髓型颈椎病。这种损伤的特点：①由于颈椎具有上述某种病理因素，轻微外力就可以导致急性脊髓损伤,但是没有骨折脱位。②绝大部分为脊髓不完全性损伤。③手术治疗明显优于保守治疗。保守治疗后脊髓功能获得暂时性部分恢复并停滞在较低水平,但是多数病例出现病情反复并逐渐加重。④手术时机对后期脊髓功能的恢复有重要影响。应当早期手术治疗,减压并重建稳定。手术疗效比骨折脱位造成的脊髓损伤效果好,但是比脊髓型颈椎病的效果差。⑤已经合并有颈椎病的患者,手术疗效与手术时机呈负性相关,与脊髓型的病程呈负性相关。

二、颈椎管狭窄的临床表现

颈椎管狭窄患者出现临床症状可以非常隐匿,也可以急性起病,有些患者则因为发生急性无骨折脱位型颈脊髓损伤而被送来医院。

颈椎管狭窄的症状可以归纳为 3 个方面,第一个是颈脊髓病的表现,再一个是颈神经根病的表现。第三个是慢性颈痛,表现为颈部钝痛或者僵硬感,有时疼痛可以扩展至枕部或肩部。疼痛的原因尚不清楚,有可能是对神经根的刺激,或者对分布在后纵韧带上的来自窦椎神经的末梢神经的刺激。颈部活动受限一般比较明显。

三、颈椎管狭窄诊断及鉴别诊断

颈椎管狭窄的诊断实际上是影像学的诊断,根据患者临床表现,可以明确颈神经根病、颈脊髓病的诊断。注意与相应的疾病进行鉴别诊断。对于具有颈脊髓损伤,尤其是有颈部挥鞭样损伤病史的患者,应当考虑无骨折脱位型颈脊髓损伤。

颈椎 X 线片是首选检查。对于发育性颈椎管狭窄和先天性颈椎管狭窄,必须在颈椎侧位片上测量颈椎管的中矢状径与椎体的中矢状径,如果比值≤0.75,就可以确立诊断。对于退变性颈椎管狭窄,必须在颈椎侧位片上测量后骨赘的最远点至颈椎管后壁的矢状径与椎体的中矢状径,如果比值≤0.75,就可以确立诊断。颈椎过伸过屈侧位 X 线片对于诊断颈椎管节段性不稳定、判断是否存在动态颈椎管狭窄具有重要意义。

当在颈椎侧位平片上看到椎体后方不透 X 线阴影时,即可诊断颈椎 OPLL。同时在侧位平片上还可以测量骨化块对椎管的侵占率。但是对于早期或者未成熟型的 OPLL,则平片诊断有一定的假阴性率。CT 检查是诊断 OPLL 的"金标准"。矢状面断层或矢状面重建 CT 能增加阳性率。

MRI 图像可以直接显示颈脊髓受到压迫的程度和范围,也可以显示脊髓是受到骨性压迫还是软性压迫。MRI 和 CT 检查对于颈椎管的影像学诊断具有很好的互补作用，二者缺一不可。

必须注意的是，颈椎 OPLL 是影像学诊断，必须结合临床表现才能做出完整的临床诊断。当有临床表现并且影像学检查证实有颈椎 OPLL 存在时，才能诊断颈椎后纵韧带骨化症。完整的诊断应该包括两个方面：一是 OPLL，应注明范围及类型；二是神经损害的类型，颈脊髓病或和颈神经根病。必须注意的是，颈椎 OPLL 可以与颈椎病共存，因此必须结合影像学与临床表现，判断造成神经功能损害的原因。如果 OPLL 和退变性因素（椎间盘突出、椎体后缘骨赘、黄韧带肥厚、钩椎关节增生、关节突增生）都是神经损害的原因，则应做出全面诊断。如果退变性因素不参与神经损害的发病，则只需要诊断颈椎后纵韧带骨化症。

四、颈椎管狭窄治疗与康复

由于椎管内脊髓周围储备间隙狭小，因此不能够推拿治疗，如果同时合并颈脊髓病则不宜牵引治疗。如果出现明显的颈脊髓病表现，影像学检查显示明确的脊髓压迫，治疗原则是尽早手术。

颈椎管狭窄的治疗原则与颈椎病基本一致。对于表现为颈神经根病的患者，大部分患者经非手术治疗效果优良，仅一小部分患者症状严重，或者经过非手术治疗仍然症状明显而需要手术治疗。

（一）非手术治疗

非手术治疗包括休息、牵引、围领制动、推拿按摩、针灸、穴位封闭、物理疗法和中西药物治疗。

（二）颈椎管狭窄的微创治疗

微创治疗的原理是采用物理或者化学的方法，减少髓核体积，降低椎间盘内压力，从而减轻突出的椎间盘对神经根和脊髓的压迫和刺激，达到减轻症状的目的。对于发育性、退变性颈椎管狭窄的患者，如果脊髓、神经根的致压因素为椎间盘软性突出，同时不存在明显的节段性不稳定，没有骨性压迫，脊髓后方的黄韧带不肥厚（即没有钳夹式改变），可以考虑微创治疗。

（三）颈椎管狭窄的手术治疗

对于仅仅表现为颈神经根病的患者，治疗原则和方法与颈椎病相同。

对于表现为颈脊髓病的患者，手术时机和手术适应证与颈椎病相同。

由于颈椎后纵韧带骨化症造成的继发性颈椎管狭窄伴颈脊髓病的特殊性，因此，在手术术式选择上有一定的特殊性。

1.颈椎后纵韧带骨化症的手术治疗

(1)手术目的:减轻或者去除脊髓的压迫因素,消除椎间不稳定。

(2)手术适应证:一旦明确诊断颈脊髓病,即有手术指征。由于年轻患者的OPLL更容易进展,脊髓长期受压后容易发生不可逆性损害从而影响远期疗效,加之年轻人发生颈部创伤的风险较大,而手术效果又较老年人为好,因此对于OPLL伴发严重椎管狭窄者,即使脊髓病不重,也有手术指征。

(3)术式的选择:可选择后路减压手术、前路减压手术或前后路联合手术。

后路减压手术:通过椎板切除或椎板成形手术,扩大椎管的有效矢状径,使颈脊髓后移,达到减压的目的。其优点是容易操作,可以做到大范围减压。缺点是OPLL并没有被切除。因此,对于侵占率较大的患者,减压效果可能受到影响。减压的范围一般应当超出狭窄部位至少一个节段,上端可以达到C_1、下端可以达到T_2。由于椎板切除术使颈椎后方结构全部切除(椎板、棘突、黄韧带、棘间韧带、棘上韧带),术后容易出现颈椎后突畸形,瘢痕容易侵及硬膜,因此该术式已被各种类型的椎板成形术所代替。有些学者采用椎板切除术后经椎弓根螺钉或者经侧块螺钉技术重建颈椎的稳定,虽然具有可行性,但是与内固定技术相关的并发症也相应增多。椎板成形术的原理保留了颈椎后方全部结构,通过颈椎后方肌肉的重建以及术后项背肌的训练来保障颈椎正常的顺列,具有更多的优点。

前路减压手术:优点是直接减压,通过前方融合稳定了受累节段颈椎。缺点是手术时间长、出血多,切除OPLL需熟练的手术技术,长节段的植骨面临不融合和植骨块脱出的风险,手术范围局限在$C_3 \sim T_1$。前路减压手术必须先切除OPLL块对应的椎体,然后切除骨化块或者部分切除骨化块并使其漂浮。OPLL直接切除时由于椎管内静脉丛出血较多,神经损伤的风险较大,容易损伤硬膜而发生脑脊液漏,特别是当合并有硬膜骨化时。漂浮法则是通过部分切除OPLL块,然后将其旷置,使其在脑脊液的压力下,骨化块向前移位,使椎管扩大达到减压目的。手术适应于一个或者两个节段的OPLL。

前后路联合手术:对于局部椎管侵占率较高的OPLL,尤其是合并发育性、多节段退变性颈椎管狭窄者,可以考虑前后路联合手术。手术可分期进行,也可一期完成,取决于患者对手术的耐受性和前路手术必要性的大小。一般首先行后路广泛减压,扩大椎管的有效矢状径,增加脊髓的有效空间,然后再行前路的局部减压,减少手术神经损伤及脑脊液漏的风险。如果分期进行,间隔3～6周。期间应密切观察神经功能的变化,如果日本矫形协会评分显示功能有明显改善,可以考虑继续观察。

2.颈椎管狭窄的康复治疗

由于颈椎管狭窄的手术方式与颈椎病基本相同，因此，手术后的康复治疗也与颈椎病基本相同。

第三节 颈椎间盘突出症

一、颈椎间盘突出症的病因及发病机制

颈椎间盘突出症是由颈部创伤、退行性变等因素导致。颈椎间盘变性、压缩、纤维环破裂及髓核脱出，刺激或压迫颈椎动脉、脊神经、脊髓等，引起头痛、眩晕，心悸、胸闷，颈部酸胀、活动受限，肩背部疼痛、上肢麻木胀痛，步态失稳、四肢无力等症状和体征，严重时发生高位截瘫危及生命。

一般将颈椎间盘突出症按发病的缓急分为两类：急性颈椎间盘突出症与慢性颈椎间盘突出症。急性颈椎间盘突出症致伤原因主要是加速暴力使头部快速摆动导致椎间盘组织的损伤，多见于交通事故或体育运动，可由任意方向的撞击或挤压致伤。其中有退变基础的患者可在较轻的暴力下就出现椎间盘突出。慢性颈椎间盘突出症见于长期的不良姿势或高负荷的运动，导致颈椎间盘髓核、纤维环、软骨板，尤其是髓核发生不同程度的退行性病变后，在很长一段时期（数年到数10年）内表现为逐渐加重的颈部疼痛、四肢麻木无力等症状。本病在临床上并不少见，其明确诊断主要依赖MRI检查上观察到突出间盘和脊髓受压，并有相应临床症状。

（一）常见发病原因

1.椎间盘退变

椎间盘退变是椎间盘突出的最基本病因，生物力学的改变、椎间盘组织的营养供应减少、椎间盘细胞的过度凋亡、自身免疫、炎症及细胞因子、基质酶活性改变等因素促成椎间盘退变，进而导致突出。

2.慢性劳损

如不良的睡眠、枕头的高度不当或垫的部位不妥，反复落枕者患病率也较高。另外，工作姿势不当，尤其是长期伏案工作者发病率较高。再者，有些不适当的体育锻炼也会增加发病率，如不得法的倒立、翻筋斗等。

3.外伤

在颈椎退变、失稳的基础上，头颈部的外伤更易诱发颈椎间盘突出症的产生与复发。

(二)发病机制

颈椎间盘在解剖结构方面有以下特点。

(1)颈部椎间盘的总高度为颈部脊柱高度的 20%～24%。颈椎间盘的髓核体积较小，且位于椎间隙的前部，颈椎间盘间隙呈前高后低，髓核趋向于停留在椎间隙的前部。

(2)颈椎间盘的后部纤维环较厚且较坚韧，整个纤维环后部都被坚韧而双层的后纵韧带所加强，正常情况下使髓核不易穿破后方纤维环及后纵韧带突入椎管。

(3)髓核富含水分(含水量在 80%左右，随年龄增长而递减，老年人可低于 70%)和类似黏蛋白组织。髓核具有较高的膨胀性，受到压力时，含水量减少；解除压力时又吸收水分，体积增大，使髓核能较好地调节椎间盘内压力。

(4)椎间盘的血液供应随年龄增长而逐年减少，血管口径变细，一般在 13 岁以后已无血管再穿入深层。所以，在劳损和退变后，椎间盘的修复能力相对较弱。

(5)颈椎椎体后外缘有骨性隆起形成钩椎关节，部分加强了后外侧纤维环的牢固性，使髓核不易向后外侧突入椎间孔压迫神经根。

(6)颈神经根向外侧横行，在椎管内行程短，一般不与下位椎间盘接触。因此，颈椎间盘向后方突出时颈神经很少受累，只在颈椎间盘向后外侧突出侵入椎间孔时才易使颈神经受累。

在椎间盘发生退行性改变的基础上，头颈部受到一定的外力作用后使纤维环破裂，髓核突出而引起颈髓或神经根受压。慢性颈椎间盘突出症以 $C_{5\sim6}$、$C_{6\sim7}$ 间隙发病率最高，占 85%～90%，多见于 30 岁以上中壮年，男性多于女性，其次为 $C_{4\sim5}$。较大的暴力，常见如车祸造成的颈椎过伸性损伤，可造成急性颈椎间盘突出症。局部椎间盘切应力加大，致使损伤部位一过性前后移位、椎间盘突出，而无骨折脱位；颈髓出现不同程度损伤，病理上表现有出血、水肿、横断和变性等变化。急性颈椎间盘突出对脊髓的损伤包括两部分：外伤当时的急性暴力损伤及钝性压迫导致脊髓血运障碍和组织水肿的继发损伤。无论急性或慢性颈椎间盘突出症，均可出现多个间隙受累。

二、颈椎间盘突出症临床表现

本病青壮年发病多，男性多于女性，对于颈椎管矢状径较宽者，发病年龄亦可偏大。绝大部分患者发生在 $C_{5\sim6}$ 及 $C_{6\sim7}$ 部位。急性发病患者多有外伤史，在出现脊髓神经症状的同时，多伴有颈部的疼痛，颈椎不负重情况下可有部分缓解，但活动后症状多可加重。根据临床病理解剖上，椎间盘压迫部位的不同，受压组织也不尽相同，所表现出的临床表现也不一致，因此临床上将其分为中央型、侧方型和旁中央型 3 种类型，现分述如下。

(一)中央型颈椎间盘突出症

本型颈椎间盘突出症主要是颈椎后纵韧带和纤维环中部破裂，髓核由椎间隙后缘正中部位向椎管内突出，向后压迫颈部脊髓，而出现压迫节段以上运动神经元受累为主的症状。

1.颈部症状

中央型颈椎间盘突出症不伴有或者很少伴有颈部疼痛和颈部僵硬等症状。

2.运动功能障碍

运动功能障碍主要表现为以四肢肌力降低为主的临床症状。产生机制主要是突出的颈椎间盘对颈髓的锥体束(皮质脊髓束)直接压迫或者压迫而致的局部缺血造成。锥体束内神经纤维由脊髓内部向外依次为颈、上肢、胸部、腰部、下肢和骶部，按照锥体束受累部位的不同，可将其分为中央型，周围型和前中央血管型。

(1)中央型：主要表现为锥体束深部纤维束最先受累，由于该纤维束较其他纤维束更靠近脊髓中央，故称为中央型。最先表现为上肢症状，而下肢症状出现则较晚。其主要原因为突出的颈椎间盘组织压迫刺激单侧或双侧的中央沟动脉引起锥体束内部纤维缺血改变。

(2)周围型：指突出的颈椎间盘组织直接压迫锥体束表面，使位于锥体束最前侧分布至下肢的神经纤维最先受累。临床症状一般先出现于下肢，当致压因素持续和病变情况持续加重时，症状可蔓延至上肢，从而出现四肢的锥体束受压症状，一般以下肢为重。

(3)前中央血管型：本型患者通常上、下肢同时发病，主要由于脊髓前中央动脉受压使局部颈脊髓缺血造成该段锥体束整体功能障碍。根据压迫程度的不同，亦可出现不同程度的四肢运动功能障碍。上肢症状主要表现为患者自觉上肢乏力，握力下降，手持物不牢或者不稳，手部精细活动功能障碍及不同程度的精细活动困难。下肢症状主要表现为患者主诉下肢力量下降,双下肢沉重,跛行甚至跌倒,行走时足尖拖地、走路"踩棉花感"等症状。且双下肢随意运动及精细活动功能障碍,出现步态笨拙或者步态不稳。由于患者为上运动神经元功能障碍,则其肌张力通常增高,而四肢肌力下降,严重者甚至可引起不完全性或者完全性四肢瘫痪。

3.感觉功能障碍

感觉功能障碍主要表现为四肢尤其是手部痛、温觉障碍,本体感觉障碍,而触觉大多数受累较轻或者不受累,即分离性感觉障碍。其产生机制主要是突出的颈椎间盘压迫痛温觉的脊髓丘脑束所致,而司触觉的薄束、楔束走行于脊髓后索。早期表现为前臂、肘部、腕部或手指的隐痛或针刺感,可同时伴有手部的麻木,病情进展后可出现双上肢甚至四肢皮肤的感觉障碍。许多患者主诉为所有手指均发生感觉障碍,而不是按神经根支配范围发生,主要就是脊髓压迫造成的。

4.反射障碍

中央型颈椎间盘突出症根据病变波及的脊髓节段不同,可发生不同程度的反射亢进,并可出现相应的病理反射。多数患者可出现上肢的肱二头肌反射、肱三头肌反射和桡骨膜反射以及下肢的跟腱反射、膝腱反射的活跃或者亢进,且下肢的反射亢进较上肢多见。同时由于锥体束受压可造成腹壁反射、肛门反射以及男性患者的提睾反射减弱或者消失。大部分患者可出现 Hoffmann 征以及掌颌反射阳性,严重者或者病程较长者下肢可出现髌阵挛、踝阵挛,Babinski 征、Chaddock 征、Oppenheim 征等锥体束受损的病理反射。

5.大小便及性功能障碍

如果中央型颈椎间盘突出症长期压迫颈脊髓,进行性加重,可造成括约肌功能障碍,临床表现为不同程度的大小便功能障碍,如便秘以及膀胱排空障碍等,严重者可出现尿潴留或者大小便失禁,当出现膀胱功能障碍时可伴有尿频、尿急等尿路刺激症状。同时部分患者还可出现不同程度的性功能障碍,严重影响患者生活质量。

6.屈颈试验

部分患者尤其是压迫较重患者在突然屈颈、伸展或者是加轴向压力的情况下,可出现双上肢、双下肢、胸部或者四肢"触电"的轴向震颤样感觉("电击征",Lhermitte 征)。主要由于突然屈颈过程中,椎管容积缩小,且突出的颈椎间盘突然挤压脊髓或者血管,以及硬膜囊后壁张力增高造成脊髓压迫加重所致。但是本试验存在一定风险,若上述临床症状较为典型,可不做此项试验。

7.自主神经症状

部分患者有自主神经系统功能紊乱。可涉及全身各个系统,其中以胃肠系统、心血管系统及泌尿系统最为多见。多数患者发病时并不考虑为颈椎间盘突出症所致,待减压术后症状缓解或消失时,才考虑到是否为此原因。

(二)侧方型颈椎间盘突出症

本型主要特点是颈椎后外侧后纵韧带较为薄弱,由于颈部神经根在椎间盘平面呈横向走行穿过椎间孔,当颈椎侧后方后纵韧带和纤维环破裂,髓核向侧后方突出,极易压迫到颈神经根而引起相应节段皮肤疼痛、麻木、电击感等症状,往往上肢疼痛症状明显,疼痛症状可因咳嗽、屈颈的因素加重。按照颈椎间盘突出节段以及神经根压迫的严重程度的不同,症状也不尽相同。在发作间歇期,通常症状较轻或者无明显症状。

1.颈部症状

患者主要表现为颈部僵硬、疼痛,严重者可出现痛性斜颈、肌肉痉挛及活动受限,疼痛可放射至肩部和枕部,椎旁肌肉有压痛,颈椎棘突和棘突间压痛及叩击痛阳性,以急性发病者最为明显。主要由于向侧后方突出的颈椎间盘压迫颈神经根及窦椎神经所致。

2.根性痛

在侧方型颈椎间盘突出症中最为常见的症状。在部分患者中,可表现为典型的单根神经根支配区域的疼痛以及麻木症状。一般多为单侧发病,很少出现双侧同时发病。根据压迫神经根节段的不同,表现出症状的区域也不相同,症状主要表现在受累颈神经根的分布区域。在发生根性痛的受累神经节段分布区域内,还常伴随其他感觉功能障碍,最为常见的为麻木、痛觉过敏以及皮肤感觉减退等。

3.运动障碍

以颈神经前根受压者症状较为明显。疾病早期为受压神经根节段肌肉肌张力增高,病情持续发展,肌张力很快降低并出现相应节段区域支配肌肉群萎缩。在手部以大鱼际肌、小鱼际肌及骨间肌萎缩最为明显。同时应注意与神经干性和神经丛性的肌肉萎缩相区别,也应注意与脊髓压迫或病变所引起的肌张力降低相鉴别。在必要时可进行肌电图或者诱发电位的相关检查。另外,由于上肢外展动作有时可能是颈椎间盘突出患者神经根压迫和疼痛等症状减轻,因此患者经常将上肢外展举过头顶以减轻痛苦。

4.腱反射

受压神经根节段区域内肌群反射异常，即受压神经所参与的反射弧异常。疾病早期多表现为活跃或者亢进，随着疾病的发展则逐渐减退甚至消失，病变一般为单侧，在进行临床检查时应注意与对侧反射进行鉴别，如果双侧都存在腱反射异常，则应考虑存在脊髓受压的情况。

5.特殊检查

对于侧方型颈椎间盘突出症患者，在头部旋转、侧屈或过伸时症状可加重。颈部的主动活动或者过伸可诱发受累神经根相应节段区域症状，尤其能够增加颈神经根张力的牵张性实验和增加神经根压迫状况的试验，特别是在急性发病期和后根感觉神经纤维压迫患者，检查症状尤其明显。

(1)椎间孔挤压试验：患者头转向患侧并屈曲，检查者左手掌置于患者头顶，右手轻叩击掌背。如患肢出现放射性疼痛或麻木感，即为阳性。提示有神经根性压迫症状甚至损害。

(2)臂丛神经牵拉试验：患者取坐位，头偏向健侧，检查者一手抵住患侧头部，一手握住患侧手腕，向相反方向牵拉。因臂丛神经被牵张，刺激被向侧方突出的颈椎间盘压迫的神经根而出现放射痛或麻木等感觉。

(3)颈椎牵引试验：患者取坐位，检查者以双手托患者头部两侧，沿脊柱纵轴方向向上牵引，如果根性疼痛能够缓解则为阳性。

(4)Valsalva 试验：令患者深吸气后屏气，再用力做呼气动作，呼气时对抗紧闭的会厌，通过升高胸、腹腔压力，从而诱发颈神经根症状。

各节段颈神经根受压后产生的临床症状与神经根型颈椎病相同(表 4-1)。

表 4-1 颈椎间盘突出症神经受压定位与特点

椎间盘	神经根	麻木区	疼痛特点	肌力↓、肌张力↑	腱反射
$C_{2/3}$	C_3	颈后，尤其乳突周围	颈后、乳突区	不明显	无变化
$C_{3/4}$	C_4	颈后	颈后，沿肩胛提肌放射	不明显	无变化
$C_{4/5}$	C_5	肩外侧区	颈侧方至肩上	三角肌	无变化
$C_{5/6}$	C_6	前臂桡侧、拇指	肩部，肩胛内测区	肱二头肌，拇指及示指屈伸肌	肱二头肌反射变化或消失

续表

椎间盘	神经根	麻木区	疼痛特点	肌力↓、肌张力↑	腱反射
$C_{6/7}$	C_7	示中指	肩内侧，胸大肌区	肱三头肌	肱三头肌反射改变
C_7/T_1	C_8	前臂尺侧，环小指	上肢内侧，掌尺侧及环小指	抓握力	无变化

理论上突出的颈椎间盘组织仅仅压迫单个节段的颈神经根，症状也应出现在该神经支配范围，但是在很多相邻节段的特定神经根支配区域都有不同程度的重叠，所以严格意义上的仅出现单一神经支配区域症状和阳性体征的情况较少。同样的道理，由于上肢各肌肉通常属于多条不同神经共同支配，因此运动障碍、肌肉萎缩情况及反射改变有时定位并不是很清晰。

（三）旁中央型颈椎间盘突出症

本型的主要特点是突出的颈椎间盘位于颈脊髓的前方且偏向一侧，压迫患侧的全部或部分脊髓及神经根而引起相应的临床症状。由于受压组织既有单侧脊髓，同时还有同侧的神经根，因此表现出的症状同时具有颈脊髓压迫症状和同侧神经根压迫症状。由于神经根压迫主要以剧烈疼痛为主要的临床表现，在早期容易掩盖脊髓压迫症状，一旦发现脊髓压迫症状时，病情多已较重。根据突出椎间盘组织压迫脊髓和神经根部位和严重程度不同，大致可以分为3种情况。

1.脊髓压迫较重而神经根基本不受压

比较常见的有脊髓半切综合征(Brown-Sequard 综合征)，即向后突出的颈椎间盘压迫单侧脊髓的脊髓丘脑束及皮质脊髓束而基本不压迫神经根，损伤平面以下同侧肢体主要表现为上运动神经元损伤症状，深感觉消失，精细触觉障碍，运动功能部分或全部丧失，部分患者同时伴有血管舒缩功能障碍，而对侧则是肢体痛、温觉障碍或消失，但是双侧触觉仍可保留。

2.神经根受累重于脊髓受累

如果突出的颈椎间盘同时压迫单侧脊髓和神经根，且压迫神经根较重而压迫脊髓较轻，则由于神经根压迫所引起的疼痛症状较为明显，而脊髓压迫所引起的运动功能障碍的症状较轻，往往被神经根性症状所掩盖。

3.脊髓受累重于神经根受累

如果突出的颈椎间盘压迫脊髓较重而压迫神经根较轻，则脊髓压迫症状表现较为明显，早期腱反射及病理反射以脊髓压迫症状为主，运动障碍丧失重于感觉功能障碍，痛觉的缺失较麻木症状更为多见，同时伴有轻到中度的根性痛、皮肤感觉过敏等症状。

突出的颈椎间盘组织同时压迫脊髓和神经根的情况下，其主要临床表现如下。

(1)颈部症状：由于突出的颈椎间盘组织同时压迫了颈脊髓和颈神经根，所以二者所产生的颈部症状基本都可出现。早期常表现为颈部疼痛、僵硬、肌肉痉挛和活动受限等神经根受压症状，疼痛一般有放射，椎旁及棘突和棘突间压痛、叩击痛均可为阳性。

(2)运动功能：本型患者主要表现为脊髓压迫和神经根压迫所致运动功能障碍同时出现，且脊髓压迫所致的运动功能障碍往往较重。早期上肢主要表现为患侧压迫节段平面以下单侧上肢肌力减弱，伴随疾病发展，压迫节段神经根所支配区域肌力减弱进展较快，但此神经根压迫症状所致运动功能障碍往往不易察觉。手部功能障碍较为明显，握力下降，持物不稳，合并 C_8 神经根压迫时尤为明显。上肢肌肉萎缩存在去神经性和失用性两种因素，其中去神经性占主导地位。对侧运动功能基本不受累。患侧下肢肌力降低，肌肉主要表现为失用性萎缩，较上肢为轻。

(3)感觉障碍：由于神经根受压早期以感觉障碍为主，即早期患侧上肢主要出现疼痛、皮肤过敏的症状，患侧下肢无明显痛、温觉障碍，而对侧主要表现为痛、温觉的减退，随着疾病的发展，可出现患侧上肢典型神经根压迫性症状与脊髓半切综合征症状合并出现。

(4)反射障碍：早期神经反射也主要以亢进为主，而脊髓受压早期即可表现出锥体束受累的体征，因此在体格检查时患侧上肢的肱二头肌反射、肱三头肌反射和桡骨膜反射以及下肢的跟腱反射、膝腱反射活跃或者亢进，Hoffmann 征及掌颌反射阳性，下肢的髌阵挛、踝阵挛及各项病理反射均可引出。

(5)大小便功能：本型一般情况下较少累及大小便功能，当病变严重或椎间盘组织突出较为严重时，也可发生部分大小便功能障碍。

(6)特殊检查：本型由于脊髓和神经根均有压迫症状，因此大部分患者神经根增加颈神经根张力的牵张性实验和增加神经根压迫状况的试验均可为阳性。锥体束压迫所致病理征则主要出现在患侧下肢。

三、颈椎间盘突出症诊断与鉴别诊断

(一)诊断依据

尽管感觉和运动的神经支配具有节段性分布的特点，临床实际神经系统检查中，多数病例并无清楚的感觉障碍平面或典型的运动障碍。其原因可能为脊髓和神经根同时受压，以及脊髓前中央动脉供血受到影响所致；感觉神经的交叉支配特点导致感觉平面对应的损伤平面难以明确到具体某个节段。诊断本病主要通过临床表现结合 MRI 检查作为诊断的主要依据，X 线和 CT 作为辅助检查，诊断多无困难，诊断依据主要为：①有不典型外伤史或有长期职业姿势；②起病后出现颈髓或神经根受压表现；③MRI 或 CT 检查证实有椎间盘突出，压迫颈髓或神经根，且压迫部位与临床体征相符合。

1.病史及临床表现

患者既往可无症状或有颈背痛，在一定诱因下，压迫神经根时患者突然出现颈肩痛、上肢痛及颈部强迫体位或僵硬，范围与受累神经根支配区范围吻合；如突出椎间盘为中央型，则出现类似脊髓型颈椎病特点，即四肢不同程度感觉、运动障碍，括约肌功能障碍；若突出为旁中央型，则出现混合症状，表现为以一侧根性症状为主并脊髓半切症状，即 Brown-Sequard 综合征；急性颈椎间盘突出往往有特征性表现，肩部外展，前臂放在头上，转头或向症状侧弯曲颈部臂痛症状会加重。

动态 Hoffmann 征(DHS)在颈椎间盘突出症的诊断过程中，上肢病理反射被用以检查是否锥体束受损，是判断颈脊髓受损的重要依据，其中临床常用的主要是 Hoffmann 征。Hoffmann 征检查时头颈处于中立位，而在临床上部分颈肩痛患者行常规 Hoffmann 征检查为阴性，DHS 却可出现阳性结果。所谓 DHS 即在做 Hoffmann 征检查时，令其重复进行头颈部伸屈运动，在颈椎伸屈运动过程中，前方突出的椎间盘与后方褶皱的黄韧带嵌入可能对脊髓构成动态卡压，DHS 在一定程度上反映了这种早期损害，故该体征在颈椎间盘突出症的早期诊断中具有重要意义。

2.影像学检查

(1)X 线检查：椎间盘无法在 X 线片上直接显影，但因髓核组织后突，椎间盘直径拉大，椎间盘高度降低，椎间隙变窄，同时由于代偿性保护作用，躯干重心偏移，以缓解神经根受压，表现为颈椎生理曲度变化，影像学常表现为脊柱前凸增大、曲度变直、反屈、侧弯及椎间隙前窄后宽等。

(2)CT 检查：由于 MRI 图像显示软组织具有优越性，目前怀疑颈椎间盘突出症优先考虑 MRI 检查。无条件进行 MRI 检查或患者有检查禁忌证(如安装心脏起搏器)，仍可进行 CT 检查明确诊断。CT 片可显示椎间盘突出的位置、大小及形态，同时可以观察到硬膜囊、神经根受压情况，椎管、椎间孔形态及径线变化特点，为决定治疗方案提供根据。

(3)MRI 检查：对于颈椎损伤伴有神经损害表现时，应行 MRI 检查，MRI 图像直接显示脊髓、椎间盘、韧带和肌肉等“软性”组织损伤类型及程度，在矢状位或轴位 MRI 图像上可清楚显示椎间盘突出，故可指导制订治疗方案，并可判断预后。

3.电生理检查

肌电图(EMG)：EMG 在临床上常用来检查周围神经损害情况，同时可定位损害部位。如 EMG 检查没有阳性发现，说明神经功能尚好。在颈椎间盘突出的诊断中 EMG 也具有很重要的意义，其能探索神经病变的位置，判断神经肌肉的病变程度和预后，又可鉴别上、下运动神经元疾患。

文献报道 EMG 对腰椎间盘突出具有明确诊断价值，对颈椎病变的作用报道不多。王素平等对 34 例经临床和影像学确诊的颈椎间盘突出症患者进行验证性 EMG 检查，结果发现阳性率为 97%。不过 EMG 难于鉴别脊髓前角损害还是神经根损害，必须结合病史特点和其他辅助检查结果。正常人和神经源性疾病的 EMG 表现对比见表 4-2。

表 4-2　正常及神经源性疾病 EMG 表现

EMG	正常	神经源性疾病	
		周围神经病变	脊髓前角病变
插入电极	不延长，或可出现终板噪声或高频负电位	延长，常由正向纤颤电位组成	可延长
纤颤正相电位	无	最常见	常见
运动单位电位时限	正常	正常，慢性期可延长	增长
运动单位电位电压	正常	正常或降低，慢性期可增高	增高
多相电位	<12%	显著增多	稍增多
同步电位	无	偶见	多见
强力收缩波形	干扰相	单纯相、高频单纯相或混合相	病理干扰相

(二)颈椎间盘突出症的鉴别诊断

颈椎间盘突出症的表现是十分多变的，主要取决于受累的节段水平。一般来讲，本病应与颈椎病、肩周炎、椎管内肿瘤、胸廓出口综合征、颈部扭伤及尺神经炎等相鉴别。

1.颈椎椎管内或髓外肿瘤

颈椎原发或继发性肿瘤侵入椎管可压迫颈髓和神经根，出现颈部和上肢疼痛，疼痛性质取决于肿瘤特点和损害部位。肿瘤患者无外伤史，起病慢，可同时出现进行性加重的运动、感觉障碍，局部疼痛症状突出，夜间痛明显。MRI 图像表现为长 T_1、T_2，对肿瘤侵犯部位及脊髓变化情况能非常清楚的显示，故可鉴别。

2.颈椎病

严格区分二者是困难的，都可造成神经根和脊髓的压迫，鉴别要点如下。

(1)病理特点：一旦颈椎病出现临床症状和体征，病情多逐渐加重，缓解期不明显；早期/轻度颈椎间盘突出可引起颈部不适或疼痛，少有脊髓压迫，即便有脊髓压迫也尚可缓解。

(2)发病年龄：颈椎病多见于中老年，平均＞50 岁，而椎间盘突出年龄偏低。

(3)起病特点：颈椎间盘突出起病急、发展快；外伤或头颈持久非生理姿势可诱发。

3.颈椎后纵韧带骨化症(OPLL)

因后纵韧带发生皮质骨化，骨化不断增长并占据椎管容积，随着时间推移，脊髓容易受压，颈脊髓损伤可能随之发生。这类患者颈部僵硬，脊髓损害症状可逐渐发生或在外伤后出现。CT 检查可以比 MRI 检查更清楚的显示骨化灶的存在。

4.肩周炎

多于 50 岁左右发病，与颈椎病相似，且多伴有颈部受牵拉症状，二者易混淆。鉴别要点如下。

(1)运动障碍：肩周炎有明显关节运动障碍，表现为患肢不能上举和外展，被动活动范围亦受限；颈椎间盘突出一般不影响肩关节活动，部分患者可因疼痛不愿或不能主动活动，但无被动活动受限。

(2)疼痛部位：肩周炎部位在肩关节周围，颈椎间盘突出症多以棘突为中心。

(3)影像特点：肩周炎普通 X 线提示退变，椎间盘突出症通常颈椎生理曲度消失，且伴有颈椎不稳。

(4)治疗反应：肩周炎对局部封闭效果好，颈椎间盘突出症则封闭无效。

5.胸廓出口综合征(TOS)

TOS 是由于多种原因导致胸腔出口处狭窄，压迫邻近神经和血管引起的临床综合征，主要压迫 C_8～T_1 神经根或臂丛内侧束，表现为尺神经分布区感觉、运动障碍及前臂血循环障碍。锁骨上窝前斜角肌有压痛并放射至手部。胸廓出口综合征试验(患者过度外展，监测桡动脉音，出现减弱或消失为阳性)阳性可用以判断该症的存在。导致压迫的因素有骨性，如颈肋、第一肋、锁骨等，或者肌源性，如前斜角肌和胸小肌；X线可发现颈肋或 C_7 横突过大。躯体感觉诱发电位(SEP)检查有助于诊断，典型SEP变化有 N_{13} 显著降低或消失，或 N_9 降低，潜伏期延长，$N_{9\sim13}$ 潜伏期延迟而 N_{13} 变化小。

6.颈部扭伤

颈部扭伤俗称落枕，发病与颈型颈椎病类似，多系睡眠姿势不良所致。主要鉴别点在于：①扭伤在颈肩背部有固定压痛点；②颈部肌紧张；③上肢牵拉试验阴性；④痛点封闭后症状消失。

7.神经源性疾病

肌萎缩性侧索硬化症主要特征是以上肢为主的四肢瘫，易于与脊髓型颈椎病和颈椎间盘突出症相混淆。其发病年龄较脊髓型颈椎病早10年左右，少有感觉障碍，进展快，少有伴随自主神经症状；本病肌萎缩累计范围广泛，患者一般先出现双手肌萎缩，逐渐发展至肘、肩部，但无感觉障碍，EMG提示神经传导速度正常。本病发展速度较快，如颈椎病患者并发该病时，不可贸然手术治疗。

特发性臂部神经炎目前认为是运动神经的病毒感染所致，突然起病，表现为上肢疼痛，运动后加重。2周之内疼痛减轻，随后出现上肢明显无力，肢体并无感觉异常。通常功能可以自己恢复，恢复一般是不完全的。通过肢体没有感觉变化并波及多个神经根可以很容易鉴别。EMG可显示神经源性损害。

四、颈椎间盘突出症的治疗

(一)非手术治疗

非手术治疗主要有物理治疗、颈部肌肉锻炼、止痛药物、硬膜外激素注射、神经根阻滞、小关节封闭、小关节去神经及颈托制动等方法。其最终目标是缓解颈部不适及神经症状，使患者恢复正常的生活状态，以提高患者的生活质量。

1.适应证

非手术治疗主要适应于：①颈椎间盘突出早期，以颈痛为主要临床表现，不伴有明显的神经症状。②颈椎间盘突出仅表现为神经根性症状或轻度的脊髓压迫症状。③有明显的神经根性症状或脊髓压迫症状，但无法耐受手术者。

2.常用方法

(1)纠正不良体位：合理的体位可以保持头颈段正常生理曲线或纠正异常的生理曲线。对于颈椎间盘突出患者，建议根据病情降低枕头的高度，维持颈椎正常曲度，降低椎间盘后方压力，利于突出椎间盘的还纳。

不良的工作体位亦是加重颈椎间盘突出的主要原因之一。及时纠正工作中的不良体位可获得较好的预防和治疗效果。对于需长时间处于同一体位的职业，应让患者在其头部向某个方向停顿过久后，向相反方向转动，并在数秒内重复数次，间隔时间不超过1小时。而对于长期伏案工作的患者，需适当调整工作台的高度，使头、颈、胸保持正常的生理曲线。此方法既有利于颈椎的保健，又可消除疲劳，且易于掌握。

(2)牵引：借助于颈椎牵引可使被牵引部位处于相对固定状态，恢复其正常序列，避免椎体间关节的扭曲、松动及移位，是椎间关节制动与固定的有效措施之一。

牵引时可采取坐位或卧位 Glisson 带牵引。一般起始牵引重量为1.5～2 kg，然后逐渐增至4～5 kg，每次牵引1～2小时，每天2次，2周为一个疗程。对症状严重者则宜选用轻重量卧位持续性牵引，牵引重量为1.5～2 kg，3～4周为一个疗程。在牵引过程中如有不良或不适反应，应暂停牵引。在牵引过程中，可根据病情，酌情配合药物、理疗、针刺、按摩等疗法。切忌使头颈过度前屈，以免引起后突髓核对脊髓前中央动脉压迫而使病情恶化。

(3)颈部固定与制动：局部稳定是颈椎间盘突出症康复的首要条件。采用简易颈围或石膏围领保护即可限制颈椎的过度活动，增加颈部的支撑作用，减轻椎间隙内压力，逐渐恢复颈椎的内外平衡，避免症状进一步加剧。对于椎间盘突出较轻的患者，持续佩戴颈围后可有效地缓解肌肉的紧张，减少突出椎间盘对脊髓及神经根的刺激，获得较好的临床效果。

(4)药物治疗：适当的药物治疗可以部分缓解症状。非甾体抗炎药、肌松剂、麻醉性镇痛剂及抗抑郁药物可以用来治疗椎间盘突出引起的急性期神经根性症状，缓解患者因疼痛引起的紧张情绪。对于有神经症状的患者亦可使用神经营养药，如维生素 B_1、甲钴胺等。

(5)物理治疗：物理治疗如同颈椎牵引治疗一样，都是临床上应用最多的一种治疗颈椎病的非损伤性治疗法。治疗时无痛苦，患者易于接受，对颈椎病有较好的治疗效果。常用的有按摩、电疗、光疗、超声治疗及磁疗等。通过物理治疗，能改善局部血液循环，放松痉挛的肌肉，消除炎症水肿，达到缓解症状的目的。

(二)手术治疗

1.适应证

(1)临床表现以脊髓或神经根受压症状为主，且持续发作，经非手术治疗无效者。

(2)脊髓受压症状明显,且呈进行性加重无法缓解者。

(3)影像学表现有明确的椎间盘突出,与临床表现一致者。

(4)颈椎间盘突出患者,出现颈椎某一节段明显不稳,颈痛明显,经正规非手术治疗无效,即使无四肢的感觉运动障碍,亦应考虑手术治疗以中止可以预见的病情进展。

2.颈椎手术的术前准备

颈椎手术具有其特殊性及危险性,充分的术前准备是手术成功的关键。术前应详细耐心地向患者解释围术期患者可能遇到的不适,争取其密切配合,减轻其心理负担。有吸烟习惯的患者应在术前的一段时间戒烟,有咳嗽者应行呼吸道检查,必要时术前可给予药物治疗。前路手术应预备前部包括胡须在内的皮肤。若术中需取髂骨植骨融合,还需准备一侧髂部的皮肤。

气管及食管推移训练是颈椎手术术前训练的关键,有效的气管及食管推移训练可减少术中软组织损伤,避免对气管及食管过度牵拉,预防喉头痉挛及术后咽喉疼痛。具体方法如下:患者本人或他人左手2～4指在皮外插入切口一侧的内脏与血管神经鞘间隙处持续性向非手术侧推移,也可由他人以右手拇指进行训练。气管推移训练应逐步施行,开始时每次10～20分钟,幅度可略小,此后逐渐增加至30～40分钟,且必须将气管牵过中线,如此训练3～5天。推移手法应深入、持续,避免在皮肤表面反复推拉,造成皮下水肿,反而影响手术。

3.颈椎前路手术

(1)颈前路椎间盘切除减压植骨融合术。颈椎间盘突出症的脊髓压迫主要由髓核和破碎纤维环组织所致,即软性压迫,故处理时较颈椎病的硬性骨赘容易。对于颈椎间盘突出症的治疗多采用前路椎间盘切除减压植骨融合术或椎体次全切除减压植骨融合术。前路手术可有效地摘除致压的椎间盘组织、恢复椎间隙高度及植骨融合。

体位:患者仰卧于透视床上,双臂下方垫以软枕,头颈自然向后仰伸,于后枕部垫以软圈,头部两侧各放置一小沙袋起固定作用。

切口选择:颈前路手术常用横形切口或斜形切口,根据减压节段和范围酌情选择。

显露椎体前方:沿胸锁乳突肌内缘分离,由内脏鞘与血管鞘之间的间隙进入。当颈深筋膜被充分松解后,术中以示指沿已分开的间隙做钝性松解,再轻轻向深部分离抵达椎体和椎间盘前部。将气管及食管轻轻推向对侧,纵行分离椎前筋膜,向上、下逐渐扩大暴露椎体和椎间隙。两侧分离以不超过颈长肌内侧缘为宜，侧方分离过远则有可能损伤横突孔中穿行的椎动脉及交感神经丛。

定位：以金属物标记椎间盘或椎体，C形臂机透视定位。

摘除椎间盘：撑开椎间隙。切开纤维环前部，以髓核钳由浅入深摘除髓核。若椎间隙狭窄，髓核钳不易伸入，可用椎体撑开器适当扩张椎间隙。后方纤维环及脱出髓核组织可根据个人习惯和所受训练，采用刮匙、薄型枪钳等器械去除。术前应根据MRI图像对致压物体积、位置进行估计，以便术中估计是否减压彻底；术中应注意避免把髓核由椎间隙推向椎体后缘、无法取出，减压完成后以神经剥离子进行探查、确保减压彻底。减压完成后应刮除相邻椎体终板，为融合准备植骨床。

重建：既往通常称这一步骤为“植骨融合”，人工椎间盘非融合技术的出现使得这一称谓不完善，故称谓“重建”即重建颈椎正常曲度、高度、力学结构。重建可采用结构性自体或异体骨植骨，或采用内固定器械加松质骨进行融合，符合条件的病例亦可采用人工椎间盘假体植入。

缝合切口：用生理盐水反复冲洗创口，缝合颈前筋膜，放置引流管，逐层缝合关闭切口。应注意缝合伤口时彻底检查止血、引流通畅，以避免术后颈部血肿。

术后处理：术后24～48小时后拔除引流条；术中如对硬膜扰动较多，术后应用地塞米松20 mg、呋塞米20 mg，5～7天停药。适当应用抗生素预防感染；对于使用内固定者颈托保护4～6周。无内固定者，则以颌颈石膏外固定3个月，至植骨愈合。

(2)颈椎前路椎体次全切除减压植骨融合术。

切口、显露及定位：同前。

减压：切除目标椎体相邻椎间盘。用三关节咬骨钳咬除骨折椎体的前皮质骨和大部分松质骨。接近椎体后缘时暂停，先用刮匙将椎间盘和终板全部刮除，用神经剥离子分离出椎体后缘与后纵韧带间的间隙，伸入薄型冲击式咬骨钳逐步将椎体后皮质骨咬除，此时形成一个长方形的减压槽，可见后纵韧带膨起。小心地用冲击式咬骨钳或刮匙将减压槽底边扩大，将致压物彻底切除。如后纵韧带有瘢痕形成，可在直视下用神经剥离子或用后纵韧带钩钩住后纵韧带，用尖刀将后纵韧带逐步进行切除，完成减压。

植骨：可采用结构性植骨或钛网填充切除椎体碎骨植骨。钢板固定可使颈椎取得即刻稳定性，便于术后护理和尽早恢复工作。同时内固定的使用有利于植骨块的愈合，并在愈合的过程中维持椎体的高度，避免植骨块在愈合的爬行替代过程中塌陷，从而造成颈椎弧度消失。

术后处理同前。

4.颈椎后路椎板切除术

绝大多数颈椎间盘突出症可以采用前路直接减压得到很好的治疗。因此，颈椎后路椎板切除术很少应用于颈椎间盘突出症的治疗。当颈椎间盘突出伴有严重的颈椎椎管狭窄、合并椎板骨折、多节段颈椎间盘突出且致压物较大以及合并颈椎过伸性损伤时，可酌情加以使用颈椎后路椎板切除术。从生物力学角度来看，椎板切除对前柱致压物无减压效果；而且行椎板切除术后，对颈椎稳定性有影响，原则上应行关节突钢丝、侧块螺钉固定植骨融合等手术。椎板切除减压术包括颈椎半椎板切除减压术、颈椎全椎板切除减压术、颈椎椎板扩大减压术。手术方法参照颈椎病后路手术方法。

5.颈后路髓核摘除术

侧方型颈椎间盘突出也可以从后路施术，摘除髓核。颈后路髓核摘除术类似腰椎间盘突出症的髓核摘除术，但由于两者解剖结构不同，其具体技术也有许多差别。不同于腰椎硬膜囊内走行马尾神经，颈椎硬膜囊内为脊髓，极易损伤，因而后路手术不能骚扰脊髓，需从侧方绕开脊髓摘除髓核。这一方法目前应用很少，多用于拟行后路手术又存在侧方颈椎间盘突出，采用这一方法避免前后联合手术。术者必须熟悉颈椎的基本解剖以及脊髓、神经根走行，术前应根据患者的症状、体征以及影像学资料进行仔细分析、综合判断，以做到准确定位。另外，必须指出，脊髓型颈椎病和脊髓-神经根型颈椎病不能应用本术式。

(三)手术方法(入路)的选择

1.压迫部位

前路手术对于脊髓腹侧的压迫视野较好，效果也最直接。而对于伴有黄韧带骨化及颈椎曲度增大造成椎板层叠等因素致压者，选择后路更为合理。椎间盘突出合并轻度的黄韧带皱褶，有时通过前路椎间隙撑开、恢复椎间高度，能使皱褶的黄韧带再次绷紧拉伸，获得良好减压作用。除了考虑压迫的部位之外，还应结合致压物的性质和严重程度。如通过术前的影像学证实，致压物主要是椎间盘组织，即所谓的“软性”压迫，即使占位率＞50％的压迫也可以从前路取出脱出的髓核，直接解除压迫。如颈椎间盘突出合并后纵韧带骨化或椎体后缘增生骨赘，当椎管狭窄率＞50％时，前路手术风险增加。必要时可以先行后路再行前路手术。

2.病变范围

对单节段或二节段的颈椎间盘突出症，前路手术在减压、融合率及恢复椎节高度等方面，都取得了良好临床效果。而对于病变范围在3个节段以上者，如何选择手术方法尚有争议。多数学者认为对三节段及以下的病例采用前路减压，而四节段及以上病变最好采用后路手术治疗。但我们采用分节段减压技术，四节段的前路手术也取得较好的临床疗效。

3.椎管大小

椎管大小是决定颈椎间盘突出症患者手术入路的一个重要因素。累及整个颈椎的严重椎管狭窄、多节段椎间盘突出、椎管矢状径<11 mm时，宜采用后路手术。而有人认为，只要能去除突出的椎间盘，即使合并先天性椎管狭窄的患者，多节段颈前路椎间盘切除减压植骨融合术(ACDF)也能获得良好减压效果，原因在于引起脊髓压迫的主要因是突出的椎间盘而不是狭窄的椎管。

4.颈椎曲度

后路手术对颈椎生理曲度的恢复效果不如前路。颈椎曲度变直和反曲时，脊髓也无法向后有效漂移离开致压物，因而其不适用于颈椎曲度变直或反曲者。有人认为，行椎板成形术后，颈椎曲度正常的患者脊髓漂移峰值更大，神经功能恢复更好；也有人认为颈椎曲度与神经功能改善无关。Chiba等人推测椎间隙塌陷、颈椎高度下降后，脊髓松弛，使得在反曲的患者中也可有较好的神经恢复。

5.术前轴性疼痛

颈椎轴性痛亦应作为颈椎手术入路选择参考因素之一。由于后路手术对肌肉结构的干扰可能加重颈部疼痛，因而术前有颈部疼痛是椎板成形术的相对禁忌。颈后路手术引起颈部疼痛的发生率为6%～60%，实际发生率可能更高。前路则较少出现轴性疼痛，因而在其他条件类似的情况下，轴性痛者尽可能避免后路手术。

6.二次手术

翻修手术应尽量避开前次手术的入路，以避开瘢痕和变化了的解剖结构。瘢痕可能造成气管、食管、喉部神经血管结构的固定，后者易出现误伤。在决定再次手术的入路时，还应考虑前次手术距本次手术的时间、瘢痕的成熟程度和手术操作是否简便易行。如对手术操作影响不大可循前次手术入路。如拟由对侧入路手术，应行气管镜检查排除原手术侧声带麻痹。

第四节　腰椎间盘突出症

一、腰椎间盘突出症病因、病理

腰椎间盘突出症(LDH)是脊柱外科的常见病、多发病，是引起腰腿痛的重要病因。该病是因腰椎间盘的纤维环破裂、髓核组织突出，刺激或压迫硬膜囊和神经根，引起腰腿痛和神经功能障碍的一组临床症状。有马尾神经损害者，出现鞍区感觉异常和大小便功能障碍，严重者可致截瘫。1934 年，Mixter 和 Barr 首次在《新英格兰医学杂志》报道腰椎间盘突出症的临床现、体征、手术所见、病理表现，为该病的研究、诊治奠定了基础。

(一)腰椎间盘结构与生理

1.正常腰椎间盘的结构

邻近两个腰椎椎体和中间的连接结构组成一个腰椎运动单位。腰椎间盘是腰椎主要的连接结构。腰椎间盘共 5 个，连接 5 个腰椎和 S_1。从 L_1 到 L_4 椎间盘逐渐增厚，L_5 较薄。腰椎间盘由三部分组成：中央为髓核，周围是纤维环，其上下为软骨终板(图 4-1、图 4-2、图 4-3)。

髓核是脊索的残余，位于椎间盘中央偏后，占椎间盘横断面积 50%～60%，由疏松的纤维软骨和胶原构成网状结构，呈胶冻状。儿童的髓核和纤维环分界清楚。随年龄增加，髓核水分减少，胶原增粗，髓核和纤维环界限不清。髓核无固定形状，纤维环及上下软骨板将其约束成球形，使椎间盘保持膨胀状态。髓核形状可变，但不被压缩。

纤维环分外、中、内 3 层，纤维环的前方和两侧较厚，约为后侧厚度的两倍。各纤维层交叉成网格状，与上下椎体紧密相连，呈同心圆环状结构。各层纤维平行斜向于两椎体间，相邻两层相互以 30°～60°交角重叠。外层纤维近于垂直，近于中心趋向水平。内层纤维附着于软骨终板上，外、中层纤维通过坚强的 Sharpey 纤维固定于椎体骺环和骨缘。

软骨终板由软骨细胞和软骨基质构成，位于相邻椎体上、下两面和椎体骺环内。平均厚度为 1 mm，中心区薄，软骨终板内无血管及神经组织，半透明状，损伤后可有血管化，难以再生。软骨终板作为半渗透膜，以微孔作为水分及营养通路。

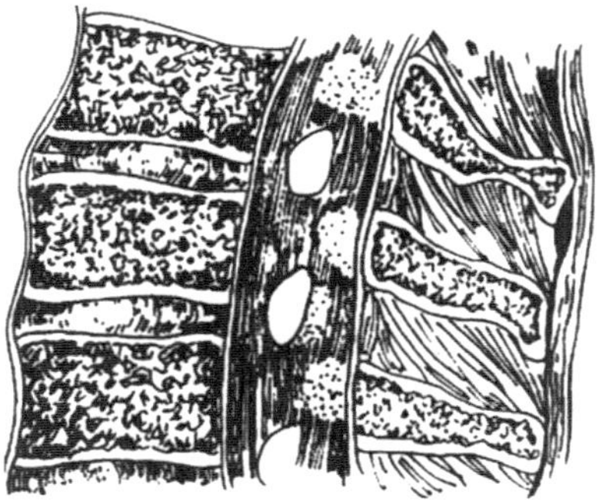

图 4-1　腰椎矢状面结构

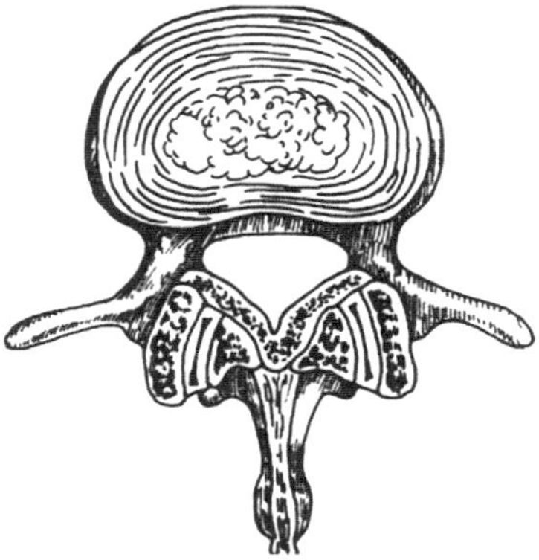

图 4-2　腰椎横断面结构

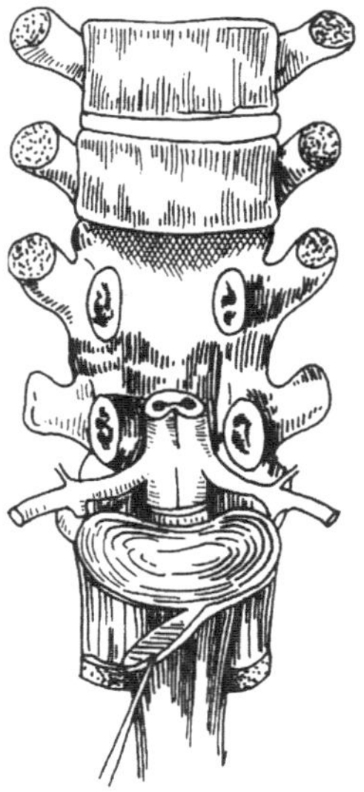

图 4-3　腰椎椎体、椎间盘、硬膜囊、前纵韧带的关系(前视图)

2.腰椎间盘的细胞、基质

(1)腰椎间盘细胞:占椎间盘体积不到1%,能够合成和降解基质,不仅能合成细胞外基质而且能合成蛋白水解酶破坏基质,从而维持着细胞外基质的动态平衡。在成人椎间盘的纤维环中至少存在3种类型的细胞,由内向外分别是髓核细胞、纤维环内环细胞、纤维环外环细胞。前二者呈圆形,与软骨细胞类似,纤维环外环细胞呈长梭形的成纤维细胞样。每种细胞生成和修复相应的基质,髓核和纤维内环上的圆形类软骨细胞能比纤维外环的狭长成纤维细胞产生更多的蛋白多糖(PGs),PGs沿椎间盘辐射方向呈线性排列。

(2)胶原蛋白:是椎间盘中最常见的一种结构蛋白,占外部纤维环干重约70%,占髓核的6%~25%。椎间盘中约80%的胶原蛋白属于Ⅰ型(主要存在于纤维环)或Ⅱ型(大多存在于髓核)。也有其他类型的胶原蛋白,但是量较少,包括Ⅲ、Ⅴ、Ⅵ、Ⅸ、Ⅹ、Ⅻ和ⅩⅣ型胶原蛋白。目前已证实Ⅰ型胶原蛋白和Ⅱ型胶原蛋白、Ⅰ型胶原蛋白和Ⅲ型胶原蛋白都存在着分子间的交叉连接。

(3)PGs:带有大量的阴离子电荷,可以通过渗透作用,形成很高的膨胀压,进而吸收水分形成凝胶(水分占据了髓核的75%~80%,占纤维环的65%~75%)。椎间盘中央PGs的浓度很高,通过基质中胶原蛋白纤维吸收水分而形成了很高的张力。这种结构非常耐压,即使在运动状态下,也能将压力均匀地分配到整个椎间盘的表面。

(4)弹性蛋白:弹性蛋白占椎间盘干重的1%~2%。弹性蛋白可以和椎间盘中的其他结构成分形成交叉连接,能把不同的胶原蛋白纤维结合在一起或者连接胶原蛋白和PGs。诸如糖蛋白纤维结合素,细胞黏合素之类的其他成分已经从椎间盘中分离出来,但它们的功能尚未明了。

(5)酶、生长因子和细胞激酶:与其他系统一样,椎间盘也必须有一套机制来维持其内环境的稳定——不断地生成和清除细胞外基质成分,过程缓慢。成年家兔椎间盘中PGs的平均更新时间是300天左右。因此,椎间盘成分中,生长因子、细胞激酶和蛋白水解酶之类影响细胞代谢的分子,很容易在正常椎间盘中被发现。实际上,在人类椎间盘中已发现了多种生长因子,包括成纤维生长因子和转化生长因子-β以及白介素-1和白介素-6,肿瘤坏死因子等。此外,还发现了各种蛋白水解酶,包括组织蛋白酶家族,基质金属蛋白酶(MMPs)和聚二糖酶等。

3.腰椎间盘的生物力学

腰椎间盘不仅是椎体的连接结构,还参与构成功能脊柱单位(FSU)和三关节复合体,FSU包括上、下椎体和椎间盘,三关节复合体包含前柱的椎间盘和后柱的两个小关节突。椎间盘的力学结构包括纤维环、髓核和软骨终板。纤维环能抗张力负荷，保持椎间盘强度及脊柱的稳定性，提供脊柱运动节段的一定活动度并限制过度活动，保持髓核形态及水分。髓核是缓冲装置，能吸收震荡，具可塑性，在椎体间具有弹力垫及滚珠的作用，并起轴承作用，保持各方向应力平衡。软骨终板作为椎间盘与椎体间液体和营养交换的通道，也具有缓冲、吸收震荡作用。因此，腰椎间盘既有弹性，又有稳定作用，而腰椎的屈伸运动轴位于椎间盘中、后 1/3 交界处。

椎间盘既是脊柱活动的关节，又有传导脊柱负重的作用。由于体重和椎旁肌肉的作用，椎间盘在体内持续处于负重状态。椎间盘负重的强度随着姿势和动作等变化而改变。椎间盘处于负重状态会增加髓核的流体应力。研究发现即使脊柱处于安静仰卧松弛状态下，腰背椎间盘的压力也会达到 100～200 kPa；在不负重下蹲时腰背椎间盘的压力会达到 600～700 kPa，在剧烈运动时会增加更多。最近的研究发现在正常的椎间盘中，除了纤维环最外层外，流体应力广泛存在于椎间盘中。脊柱的负荷，确切地说是椎间盘的压力改变遵循一个周期性的模式，夜晚休息时最低，白天活动时可增加 5～6 倍。

(二)腰椎间盘突出症的病因、病理

1.腰椎间盘突出症的流行病学

腰椎间盘突出症占门诊腰痛患者的 10%～15%，占骨科住院患者的 25%左右。该病多见于青壮年，其中 80%以上患者年龄为 20～40 岁，也有部分为16 岁以下青少年，70 岁以上高龄者也可出现，但高龄者多伴有椎管狭窄或神经根管狭窄；男女性别间的发病率差异较大，男女比例约为 4∶1，推测其与男性患者劳动强度较大有关。

2.腰椎间盘突出症的病因

腰椎间盘突出症的病因复杂，其根本原因是椎间盘退行性变。腰部的急、慢性损伤，特别是积累性劳损和弯腰负重是腰椎间盘突出症的重要原因，其他还包括自身免疫疾病、遗传等。

3.腰椎间盘突出症的病理变化

在机械负荷作用下，椎间盘出现损伤后，由于直接化学刺激或髓核的自身免疫反应导致的炎症，进而在退变椎间盘边缘出现新血管形成。低营养、低代谢、高负荷等不平衡现象容易导致椎间盘早期发生退变。腰椎间盘突出症的主要组织学改变包括椎间盘组织退行性变、纤维环断裂、髓核组织在压力梯度作用下经纤维环破裂处突出，突出椎间盘的密封性也遭到破坏。突出的髓核是由胶原黏多糖、蛋白、碳水化合物组成的复合体，脱出早期，尚保持原有的弹性与坚韧性，但随着含水量不断降低，失去原有的弹性与韧性，并在椎管内形成扁平致压物。脱出的髓核早期仍有还纳或部分还纳的可能性，但如果脱离其中心部或与周围组织（包括后纵韧带裂隙处）有粘连时，无法还纳。且随着时间的延长，其粘连范围日益扩大，以致脱出物固定于椎管内为持续性的致压物。

（1）髓核的改变：包括髓核细胞的改变和髓核内细胞外基质的改变。

髓核内细胞的改变：是成年椎间盘髓核营养障碍的主要机制。退变、慢性损伤、畸形导致渗透作用降低，影响椎间盘内细胞外废物的排除途径，使废物在基质中积聚。同时髓核细胞退变导致含水量下降，出现细胞营养障碍和代谢障碍，包括蛋白多糖的合成受到巨大影响，髓核基质成分发生异常改变。研究发现在退变的椎间盘内细胞凋亡率较高。长久过高的应力负荷也影响细胞的存活和基质的合成。伴随着衰老，髓核细胞数目减少，活力下降，其产生基质的质和量也发生改变。

髓核内细胞外基质的改变：髓核是无血管组织，其营养物质的吸收和代谢产物的排除主要靠软骨终板渗透作用，随年龄增大、慢性损伤、软骨终板变性钙化，髓核的营养状态发生改变，影响了髓核细胞的代谢和基质的生物合成。退变椎间盘水合能力下降，水分由出生时的90%逐渐下降到成人的70%。蛋白多糖含量减少，并失去其膨胀状态。

退变椎间盘软骨素缺乏充分的硫酸化，退变程度越重，该变化越明显，在退变部位硫酸软骨素被还原为非硫酸化的软骨素。12 岁以前髓核由纤维软骨和大量的胶原构成。随着年龄增加，胶原含量下降，为纤维软骨所替代，髓核和纤维环之间的界限不清晰。失去正常柔软有弹性的特点，易损伤。Ⅰ型胶原增多，Ⅰ/Ⅱ型比率亦增加，可出现Ⅲ型胶原。分解胶原的酶和胶原可溶性增加，PGs 总量降低，髓核中 PGs 降低程度多于纤维环，椎间盘含水量降低与 PGs 减少有关。基质改变与椎间盘细胞功能有关，退变髓核细胞数量减少，活力下降。细胞不规整，类似骨关节炎中软骨深层退变细胞，坏死细胞的比例从胎儿的2%逐渐增加到50%以上。许多学者发现在退变组织内细胞凋亡率增高。细胞外基质合成量减少，合成基质类型发生变化。

Bayliss 等发现新合成的蛋白多糖不稳定，不易形成聚合体。随年龄增大，其中水分及蛋白多糖含量减少，并失去其膨胀状态。细胞功能下降导致髓核基质成分改变，黏弹性下降，蠕变率加快。弹性蛋白纤维含量少，分布不均匀，表面不光滑，胶原纤维增加，髓核缩小，在退变过程中，髓核逐渐与纤维环内层融合。

胶原纤维的数目及大小逐渐增加，髓核失去原有形态，转化为纤维软骨。髓核退变使其负重及吸收震荡的能力均减弱，椎间活动由滚动变为滑动，椎间高度亦难保持，导致椎间不稳和应力集中。

(2)纤维环的退行性变。胶原的交叉连接对胶原蛋白的机械稳定性相当重要，退变椎间盘的吡啉啶降低，而戊糖苷啶升高，导致胶原的形状改变，力学强度下降，不能将压缩力转化为纤维环的切线应力，转而使纤维环受力不均，出现磨损、裂隙，最终导致纤维撕裂或断裂。在长期负重和活动中，持续、反复的应力作用下，纤维环逐渐增宽，纤维环各层之间的胶原纤维发生断裂。

约 20 岁后，纤维环开始发生透明性变，弹性减弱，内层纤维在压力下可逐渐发生环状断裂，剪切力导致放射状破裂。纤维环前侧厚、后侧薄，后侧的中部有后纵韧带加强。退变椎间盘高度下降、扁平、膨出，椎间盘后侧发生损伤机会更多，形成损伤修复的炎性病灶，该炎性病灶后，后外侧的纤维环和后纵韧带易再次损伤破裂，造成椎间盘脱出。纤维环各层之间胶原纤维在压应力和剪切应力作用下，可发生环状或放射状断裂，后外侧因缺乏后纵韧带加强更易发生。借助 Sharpey 纤维附着于椎体边缘的纤维环外层因不断受到牵拉应力，可在椎体前缘形成水平方向的牵引性骨赘，同时前、后纵韧带可在椎体缘附着处，骨膜剥离后通过膜内成骨形成鸟嘴形骨赘。盘椎接合部，即椎体缘、软骨板和纤维环交界处的骨赘多通过软骨内成骨形成。椎间盘的解剖异常，如非典型 Scheuermann 病中椎体边缘的软骨结节使该部椎间盘移位，形成骨赘或骨嵴。一般椎体下缘骨赘多于上缘，有时相应上下缘骨赘融合形成骨桥。

纤维环破裂是椎间盘退变的重要病理改变之一，它的发生与退变过程相关联。MRI 是明确椎间盘纤维环破裂的相对可靠的检查。腰椎间盘 MRI 局限性高信号区(HIZ)是 MRI T_2 加权像中椎间盘后缘的一个高信号区，其周围由低信号包绕。HIZ 作为纤维环破裂的影像学征象之一，与椎间盘退变存在某种关联。Aprill 和 Bogduk 首先注意到 HIZ 与椎间盘造影中一致性疼痛之间的关系。他们认为 HIZ 是一个有价值的疼痛性破裂椎间盘的标志。与传统的椎间盘造影相比，具有无创的优点和较高敏感性。腰椎间盘 HIZ 通常是指后缘 HIZ，一般认为它代表了椎间盘纤维环的破裂。从理论上讲，HIZ 与椎间盘退变、椎间盘源性腰痛的发生存在某种间接联系。研究证实腰椎间盘后缘 HIZ 与椎间盘源性腰痛存在较强的相关性。

(3)终板的退行性变。软骨终板随年龄增长变薄，发生囊性变及软骨细胞坏死、基质钙化和不完整。软骨终板失去正常有光泽和弹性的特点，变薄，可出现一处或多处裂隙，来源于松质骨内的小血管可经软骨终板裂隙进入髓核。软骨终板无神经支配，不能再生修复。软骨终板深面的松质骨微骨折和髓核的压迫，髓核和软骨终板可向椎体内突入，其周围椎体出现终板炎，也称 Modic 改变。

1988 年，Modic 通过 MRI 发现脊柱终板退变，对其加以描述并给予其定义，引起人们注意，并对终板解剖、分型、病因，病理机制及生物力学，与下腰痛的关系及治疗展开了一系列的基础与临床研究（表 4-3）。

表 4-3 Modic 分型和病理改变的关系

Modic 分型	MRI 影像	病理改变
Ⅰ	T_1 加权像终板及终板下骨表现为低信号，而 T_2 加权像上则为高信号	组织学表现为终板水肿，并与终板裂隙和软骨下骨骨髓血管化增加有关，同时合并有显微骨折现象
Ⅱ	T_1 加权像上信号明显升高，而在 T_2 加权像则与正常骨髓信号相等或轻度升高	组织学上表现为骨髓脂肪变性或骨髓缺血坏死
Ⅲ	T_1、T_2 加权像上均表现为低信号，并与 X 线片上致密骨硬化相对应	组织学表现为终板骨硬化

根据对终板的临床研究，得出以下结论。

终板退变的机制：终板退变与诸多因素有关，包括年龄、体重、生物力学负荷以及椎间盘退变产生的炎性内环境等因素。软骨终板与骨性终板在脊柱的生物力学中有重要作用，而年龄、体重等都是影响终板退变的重要因素。Kuisma 等认为除了年龄外，体重因素在终板退变中起了重要作用。脊柱负荷在影响椎间盘的容积和形状时，同时也对终板产生较大作用，尤其是轴向负荷可以导致软骨终板和骨性终板以及终板下骨小梁的弯曲变形。在承受中度负荷后，年轻健康的软骨终板可以恢复其正常的形状，但当施加超过一定强度的负荷，尤其是重复负荷的时候，可能会导致不可逆性变形损伤，而软骨终板和骨性终板的完整性则决定了载荷时的终板损伤程度。超过生理载荷的脊柱轴向屈伸压应力是终板损伤的重要因素，有学者认为反复的力学负荷所导致的终板显微损伤是导致 Modic 退变的主要原因，椎体骨性和软骨终板承受与椎间盘一样的压力，邻近椎间盘的区域通常比椎间盘薄弱，易于发生显微骨折，如果近期发生，就可以是终板水肿，表现为 MRI 上的 T_1 低信号和 T_2 高信号。如果椎间盘因为脱水而丧失了其吸收震荡的功能，那么这种类似于活塞的机械运动将会加剧。

终板退变与腰痛的关系：据文献报道仅有约 20% 的腰痛可以通过病理解剖得以证实。为了证实终板退变与腰痛之间的关系，许多学者做了大量前瞻性研究。Albert 与 Manniche 的研究表明在持续性腰痛患者的随访中，患者的 Modic Ⅰ型改变从 9%增加到 19%，表明 Modic Ⅰ型改变与非特异性腰痛有明确的联系。Kjaer 等通过对 412 例平均年龄 40 岁的病例进行 MRI 检查，发现与腰痛具有最为强烈相关关系的 MRI 异常是 Modic 退变和腰椎滑移。然而，Carragee 等研究表明中度或重度的终板改变与腰持续疼痛的患者关联性不大。同时 Jarvi 等通过对 148 例无腰痛的患者出现新的腰痛症状研究后表明终板改变不是腰痛的危险因素，说明腰痛与终板改变不存在完全的同一性。尽管存在争论，然而目前大多数的研究结果表明终板退变与腰痛有紧密联系，特别是 Modic Ⅰ型改变与腰痛最有可能相关。

终板退变与腰椎间盘突出症之间的关系：尚不明确，是终板退变引起腰椎间盘突出症还是椎间盘突出症导致的终板退变目前还存在较大争议。Kim 等认为终板退变是腰椎经皮内镜下微创椎间盘髓核摘除术术后复发的重要危险因素，Barth 等认为终板退变是影响腰椎间盘突出症术后疗效的因素之一。因此，终板退变与腰椎间盘突出症究竟谁是启动因素存在较大争议，但从目前研究可以看出两者是相互影响的，终板退变可能导致椎间盘突出并影响椎间盘突出症手术治疗效果，而椎间盘突出症反过来也会促进终板退变。

终板退变转归：长期以来，许多学者认为 Modic Ⅰ型改变为不稳定的改变，是炎症水肿期的表现，Modic Ⅱ型改变为稳定的病变，为炎症水肿发展至脂肪增生而来，故Ⅱ型改变为血管形成，脂肪增生。Modic 等对其中 6 例 Modic Ⅰ型退变、10 例 Modic Ⅱ型退变进行前瞻性研究。发现虽然 Modic Ⅰ型患者接受了药物（镇痛药和抗炎药）和外固定治疗，但随访结果表明，6 例 Modic Ⅰ型退变病例中，5 例在 14 个月至 3 年中转变为 Modic Ⅱ型，而 10 例 Modic Ⅱ型病变在 2～3 年内仍然保持为稳定的 Modic Ⅱ型。Mitra 等对 Modic 退变Ⅰ型进行了随访研究，发现在 48 例Ⅰ型退变中，经过 12～72 个月的随访后，18 例完全转化为Ⅱ型，7 例部分转化为Ⅱ型，19 例在Ⅰ型改变中进一步加重，4 例未改变，结合疼痛视觉模拟评分（VAS）和奥斯维斯问卷评分（OQS）评分结果，认为 Modic 退变Ⅰ型代表一个动态的过程，在多数的病例中或者变得更严重，或者转化为Ⅱ型。因此，认为 Modic Ⅰ型为不稳定的病变，Modic Ⅱ型为一稳定的病变。但 Kuisma 等对70 例终板退变患者进行为期 3 年随访的纵向研究，终板退变的发生率为 23%，7 例合并有 Modic Ⅰ型与Ⅱ型改变，63 例为 Modic Ⅱ型改变，病变部位主要在 L_4/L_5，L_5/S_1，病变与年龄明显相关，3 年随访 70 例中有 10 例（14%）出现了 Modic Ⅰ型与Ⅱ型之间的转变，因此有学者认为 Modic Ⅱ型改变也可能是一种不稳定病变，可向 Modic Ⅰ型转换。Marshman 等也做出了相类似的报道。

因此，可以看出，Modic Ⅰ型与Ⅱ型改变可以在特定条件下发生转化，越来越多的学者趋向于认为 Modic Ⅰ型与Ⅱ型改变均为不稳定的改变，这一观点的转变，必将使终板退变的治疗也发生改变。

(4)椎间盘退变中具体生化成分的变化。

PGs 的改变：PGs 的丢失是退行性椎间盘病最主要的生化改变。与同龄相对“正常”的椎间盘相比，退变椎间盘中 PGs 的丢失量可能会超过糖胺聚糖(GAG)总量的 80%。PGs 含量的降低对椎间盘基质的负重特性产生重要影响。随着 PGs 的丢失，椎间盘渗透压下降，椎间盘在负重时很难维持水合作用。因此，退变的椎间盘水分含量较低，退变的椎间盘高度下降并且在负重时液体丢失更快、更多。退变的椎间盘硬度降低并且在负重时比正常椎间盘变形更大。椎间盘的这些巨大变化会对其他脊柱结构产生重要影响。例如，由于退变椎间盘负重时高度迅速降低，关节突将承担过度的压力负荷，很可能导致小关节骨关节炎的发生。椎间盘高度下降还有其他方面的影响，如降低椎旁韧带特别是黄韧带的紧张度，导致其重塑和增厚，这可能是椎管狭窄的机制之一。随着水合作用的丧失，退变的椎间盘在负重时不再具有正常的流体静力学特性。此时，负重可导致终板和纤维环上压力分布不均，损害基质结构和细胞活性。退变椎间盘上的压力分布不均与椎间盘造影时发生的椎间盘性复制疼痛有联系。退变椎间盘中 PGs 的丢失能增加大分子的通透性，如生长因子复合物和细胞因子可以进入椎间盘，这可能会加快椎间盘退变的发生发展过程。PGs 丢失的另一重要影响是增加了退变椎间盘中血管和神经的内向性生长；椎间盘内正常含量的 PGs 已经被证明可以阻碍神经长入。

胶原蛋白和其他结构成分的改变：在退行性椎间盘病中胶原蛋白也有所变化，但不像 PGs 改变得那样明显。胶原蛋白很少单纯发生量的改变，而是在类型和分布上发生变化以及结构变得混乱。例如，在退变椎间盘中会发现更多的Ⅱ、Ⅲ、Ⅵ和Ⅹ型胶原蛋白；正常情况下存在于细胞周围的Ⅲ型和Ⅵ型胶原蛋白却沉积在整个退变椎间盘的基质中。与关节软骨相比，同一个体中退变椎间盘的Ⅱ型胶原蛋白纤维更易变性，三螺旋结构也更易破裂，胶原交联和完整性也发生改变，且随着退变不断加剧。

(5)腰椎间盘退变与营养供应。营养供应缺乏被认为是椎间盘退变的一个重要原因。尽管营养供应缺乏和椎间盘退变的关系不能直接观测记录，数项研究仍显示椎骨血供降低或影响血液流动的疾病如镰状红细胞性贫血可能与椎间盘退变有联系。与此相似，在退变或脊柱侧凸的椎间盘中发现终板发生了限制溶质运输的变化。曾经有人推测抽烟之所以和腰背痛有联系是因为抽烟能损害营养物质的运输。尽管目前没有直接观测椎间盘退变和营养供应关系的工具，但新型 MRI 检查技术最终能提供更多的关于营养供应与退变或正常椎间盘之间关系的信息。

(6)腰椎间盘退变与细胞活性。细胞死亡发生在各个年龄阶段的人类椎间盘中。死亡细胞所占的百分比随年龄而增加，胎儿约 2%，成人约 50%，有些细胞虽然衰老但仍保持活性。椎间盘能清除坏死细胞，至少试图去清除它们。

椎间盘细胞死亡是坏死还是凋亡尚有争论。细胞凋亡已经有报道，然而，椎间盘细胞也常见坏死。凋亡通常可以采用 TUNEL 检测，但因为有假阳性，所以结果并不可靠。细胞的死亡可以通过观察细胞膜的完整与否进行检测。采用膜调节染色，如台盼蓝，碘化丙啶，或者双嵌入剂溴乙锭二聚体，可将死亡细胞的 DNA 染色，结合上 DNA 后荧光强度增加 40 倍。虽然这种检测不能区分细胞死亡的类型，但可能提供有价值的线索。不论机制如何，细胞死亡最终会导致细胞总数减少，无法维持椎间盘基质。

营养(代谢)和机械性环境均与椎间盘细胞死亡有关。在椎间盘细胞培养模型中，没有营养供应的细胞会死亡，细胞死亡增加的百分比会随细胞间距和密度增大而升高。葡萄糖缺乏和酸性 pH 对细胞不利。机械应力，如过大的张力、压力和移植物的载荷，也可以造成体内和体外椎间盘与关节软骨细胞死亡。

(7)基质的合成与转运。椎间盘细胞终生都在合成 PGs 和胶原。已发现其合成的速率及合成不同基质分子的比例随年龄和退变程度而变化。椎间盘细胞也产生蛋白酶，以降解基质的组成成分。蛋白酶的类型和激活的程度也随年龄及病理而变化。在正常椎间盘中，基质合成与降解的速度保持平衡，但是在退变椎间盘中，降解超过合成，导致基质成分丢失，从而引起基质一系列的形态和功能改变。

4.腰椎关节突与椎间盘退变的关系

椎间盘退变和椎间关节退变相互影响。椎间盘和两侧后外方的小关节形成三关节复合体。在椎间盘退变基础上，小关节也发生退变，关节软骨在长期反复应力作用下部分软骨细胞坏死，软骨基质合成代偿能力丧失，软骨变薄、破坏。软骨下骨可发生微骨折、骨折修复和再塑形。关节滑膜也因此发生炎症、充血、水肿、细胞浸润。滑膜分泌功能降低而使滑液减少。关节软骨下骨增厚、硬化，边缘部分可形成骨赘，软骨下骨应力损伤后改建，再塑形可使关节面面积增加，出现关节突向椎管内内聚现象，严重时关节软骨消失，露出坚硬光滑的皮质骨。关节囊先是扩大变薄、松弛，导致腰椎不稳，与退变的椎间盘共同引起退行性滑脱。脊柱退行性改变常发生在应力集中的节段，因此腰骶段退行性变发生率最高。退变开始于椎间盘，含水量和蛋白多糖减少，椎间高度降低，椎间盘可产生裂隙和积气。椎间关节同时发生退变松动，导致椎间不稳和应力集中。松弛的韧带和关节囊受到牵拉及摩擦，退变加重，黄韧带及关节囊肥厚，椎体及关节突关节面边缘骨赘形成，关节软骨面粗糙。但椎间盘的退变不一定产生临床症状，只有椎间结构受到损伤，引起炎症反应才会出现临床症状。骨赘形成，纤维环、韧带及关节囊的肥厚，这些变化将使脊柱的稳定性获得代偿，但神经通道却因此而变得狭窄。同时稳定的椎间关节使应力集中于相邻椎间关节，加速后者的退变。

5.腰椎间盘突出的疼痛产生机制

人类正常椎间盘纤维环外 1/3 有神经纤维和游离神经末梢广泛分布，终板也有分布。椎间盘对单纯机械压迫反应不敏感，但当局部发生损伤修复的炎症反应时，继发椎间盘内压力升高、自身免疫等病理改变所引起的化学刺激是致痛的重要因素。机械和化学刺激同样引起受累神经根或马尾神经组织产生炎症反应，病变神经血供受阻，并发生充血、水肿等炎症反应。炎症反应可产生缓激肽、组胺、5-羟色胺(5-HT)、一氧化氮、前列腺素及白三烯、P 物质等炎性介质，导致腰骶神经痛。

椎间盘髓核组织是体内最大的、无血管的封闭结构组织，与周围循环毫无接触，其营养主要来自软骨终板的弥散作用。所以人体髓核组织是“免疫豁免组织”。当椎间盘损伤和病损后，髓核突破纤维环或后纵韧带的包围，在修复过程中新生血管长入髓核组织，髓核与机体免疫机制发生密切接触，髓核基质里的糖蛋白和β蛋白成为抗原，机体在这种持续抗原刺激后，产生免疫反应，从而引起椎间盘变性和疼痛。综上，腰椎间盘突出症产生疼痛是机械压迫刺激、化学炎症刺激以及自身免疫反应的共同作用导致的。

二、腰椎间盘突出症的临床表现

(一)症状

1.腰痛

腰痛最常见，主要是突出的椎间盘压迫后纵韧带硬膜囊，刺激寰椎神经所致，可出现在腿痛之前、中、后。临床上以持续性腰背部钝痛为多见，也可是急性剧痛、刺痛，感觉部位较深，重者卧床不起，翻身困难，甚至体位变换时剧痛。

2.下肢放射痛

下肢放射痛主要是因为突出的椎间盘挤压或者刺激神经根所致，轻者表现为由腰部至大腿及小腿后侧的放射性刺痛或麻木感，直达足底部；重者表现为由腰至足部的电击样剧痛，并伴有麻木感。一般多为单侧坐骨神经痛，但中央型突出可引起双侧坐骨神经痛或双侧交替性坐骨神经痛。

3.下腹部或大腿前内侧痛

高位腰椎间盘突出使 $L_1 \sim L_3$ 神经根受累可出现相应神经分布区腹股沟或大腿前内侧痛。低位 L_4/L_5 和 L_5/S_1 椎间盘突出分别可引起腹股沟区、骶尾部的牵涉痛。

4.间歇性跛行

患者行走一定距离后感腰部和腿部痛、麻木加重。取蹲位或坐位后症状缓解或消失，与腰椎间盘突出导致椎管狭窄，影响神经血供有关。

5.患肢麻木或发凉

患肢麻木或发凉主要是因为突出的椎间盘组织压迫或刺激本体感觉和触觉神经纤维则引起受累神经根分布区域的麻木，也可因突出的椎间盘组织刺激椎旁的交感神经纤维或窦椎神经的交感神经纤维，反射性引起下肢血管的收缩。患者自感患肢发凉，这种现象也叫作冷性坐骨神经痛。病程长者可出现小腿、足背或足底外侧麻木感。

6.肌肉麻痹

下肢部分肌肉无力或瘫痪、括约肌及性功能障碍。

（二）体征

1.强迫体位和异常步态

症状严重的患者可表现为强迫弯腰翘臀位及拘谨或跛行步态。

2.腰椎形态及活动度

症状严重的患者常表现为腰椎曲度的改变及活动度的减少。

3.压痛与叩痛

压痛与叩痛的部位基本上与病变的节段相一致，部分患者可引起相应的坐骨神经放射性疼痛。

4.肌萎缩及肌力减弱

受损的神经根部位不同，其所支配的肌肉可出现肌力减弱及肌萎缩征。

5.皮肤感觉障碍

受损脊神经根的部位不同而出现该神经支配区感觉异常。根据美国国立脊髓损伤研究会(NASCIS)和国际截瘫医学会(IMSOP)1990年推荐国际脊髓损伤神经分类标准,其神经系统检查概括为28个关键感觉点和10个肌节关键肌的确认。其合理性和准确性已得到世界范围的验证,是神经系统定位检查的重要工具(见表4-4)。

表4-4 关键肌和感觉检查关键点

神经节段	感觉检查关键点	运动检查关键肌
L_1	腹股沟韧带中部与大腿前中部之间	
L_2	大腿前中部	屈髋肌(髂腰肌)
L_3	股骨内踝	伸膝肌(股四头肌)
L_4	内踝	踝背伸肌(胫前肌)
L_5	足背第三趾趾关节	长伸趾肌(拇长伸肌)
S_1	足跟外侧	踝趾屈肌(腓肠肌、比目鱼肌)
S_2	腘窝中点	
S_3	坐骨结节	
$S_{4\sim5}$	肛门周围	

6.反射改变

L_4 神经根受累时,常引起膝腱反射障碍;S_1 神经根受累时,常引起跟腱反射障碍。

7.直腿抬高试验(Lasegue征)及加强试验(Bragard征)

腰椎间盘突出症累及神经根并致神经根炎时,可表现为直腿抬高试验和加强试验阳性。有时因突出髓核较大,抬高健侧下肢也可因牵拉硬脊膜而累及患侧诱发患侧坐骨神经放射痛,该体征对诊断意义较大。

8.股神经牵拉试验

患者俯卧,检查侧膝关节保持屈曲,过伸髋关节,如出现股前侧放射痛则为阳性。该试验提示组成股神经的腰神经受累(如 L_2/L_3 间盘突出,压迫 L_3 神经根),机制为股神经紧张,牵扯椎管内炎症病变神经根。

(三)腰椎间盘突出症的辅助检查

1.X线检查

X线检查是最常用的检查方法,X线不能显示椎间盘突出,但能显示整个脊柱的概况，可以观察到腰椎退行性变、病变椎间隙椎体相邻缘骨质硬化、椎间隙变窄、腰椎失稳或滑脱、椎弓峡部裂等间接征象，也可显示骶椎腰化或腰椎骶化等改变，可作为临床手术定位的重要依据。特别是腰椎间盘突出症患者为避免神经根牵拉疼痛，会采用自动保护性腰椎侧弯姿势减轻神经张力。

2.CT 检查

CT 检查可显示椎间盘退行性改变类型、突出方向、椎管狭窄及程度，主要表现为突出的椎间盘超出椎体边缘；硬膜囊和神经根受压、变形、移位；黄韧带肥厚，椎体后缘骨赘、小关节突增生、中央椎管及侧隐窝狭窄。

3.MRI 检查

MRI 检查对于椎间盘突出症的诊断具有重要意义，较 CT 检查而言，可清楚显示椎体、脊髓、神经根、马尾神经与髓核间的相互关系。可在矢状位、冠状位、横断位等多方位显示椎间盘突出的病理改变，并有助于排除其他病变如肿瘤、结核等。

4.肌电图

此检查不作为常规，但对于马尾神经损害或 2 根以上神经根受累可选用，以便进行定位、定性诊断。

(四)腰椎间盘突出症的分型

腰椎间盘突出症分型方法很多，各有其根据和侧重点，但目前并没有统一和理想的分型，总的原则是分型应该简单易记便于临床应用，并且还应有利于诊治以及预后的判断。

1.根据解剖部位分型

(1)腰椎间盘和神经通道的解剖。通过想象的纵向线可将椎管进行分区，这有利于椎间盘突出的解剖部位分型。依据解剖部位分型可分为以下几种。①旁侧型：又分为根肩型、根腋型、根前型；②中央型；③外侧(椎间孔)型：可压迫同侧 1 条或 2 条神经根；④极外侧(椎间孔外)型：少见。

其中中央区为马尾硬膜囊两侧边界之中的部分，侧隐窝为硬膜囊外侧到椎弓根中份之间的部分，椎间孔区为椎弓根中份到椎弓根外侧缘之间的部分，椎间孔外侧区或极外侧区为超过椎弓根外侧缘的部分。

(2)椎间盘突出和受累神经的关系。

椎间盘的后外侧突出：由于 L_5 神经根管起始于 $L_{4\sim5}$ 椎间盘水平下半，与硬膜囊内的 S_1 神经相邻，$L_{4\sim5}$ 椎间盘突出症一般同时累及 L_5 和 S_1 两个神经，其中 S_1 神经为马尾神经部分。S_1 神经根管起始于 L_5-S_1 椎间盘上方，在椎间盘水平

S_1 神经根管距离硬膜囊相对较远，L_5～S_1 椎间盘突出累及 S_1 一个神经根的机会更多。L_4 神经根管起自 $L_{3\sim4}$ 椎间盘下方，因此 $L_{3\sim4}$ 椎间盘突出一般仅累及 L_4 神经的硬膜囊内部分，即马尾部分。椎间盘的中央突出：可累及一个和多个马尾神经，累及多个神经可引起马尾神经综合征，多见于破裂型突出。

马尾综合征：$S_{3\sim5}$ 神经受累，可使鞍区麻木，括约肌和排尿肌、排便肌功能障碍。该综合征主要由破裂型椎间盘突出引起，破裂的间盘侵入已经处于长期炎症状态的硬膜囊及蛛网膜下腔，常常发作突然，并多有外伤史。由于化学炎症刺激引起马尾神经炎症较重，再加上破裂的间盘突发性机械压迫，神经伤害往往比较严重，短时间内可以造成不可逆性神经损害。

高位腰椎间盘突出：一般指 T_{12}～L_1、L_1～L_2、L_2～L_3 的椎间盘突出。高位腰椎间盘突出多为非破裂型突出，常有黄韧带和后外侧壁椎间关节发育异常基础上的退行性改变；神经病变和相应的功能异常往往不恒定，因其病变累及椎管不均衡，L_1 椎体与脊髓圆锥对应，T_{12}～L_1 椎间病变多累及部分马尾神经，神经病变多为炎症和缺血；很少累及 L_3～S_5 神经引起括约肌功能障碍。理由是高位腰椎间盘突出多为非破裂型突出，椎管内化学炎症刺激较轻，并且中线部位椎管矢状径较大，位于该部 L_3～S_5 神经很难因中央椎管狭窄导致功能障碍。

2.根据椎间盘突出的形态分型

国际腰椎研究会（ISSLS）和美国矫形外科学会（AAOS）将其分为 6 型：①退变型；②膨出型；③突出型；④后纵韧带下型；⑤后纵韧带后型；⑥游离型。前 3 型为未破裂型，后 3 型为破裂型。

3.根据椎间盘突出的病理改变分型

病理分型可分为：①膨出型；②突出型；③脱出型；④游离型；⑤Schmorl 结节突出型。

4.根据临床症状持续的时间分型

根据临床症状的时间长短粗略地将其分为急性和慢性腰椎间盘突出症，前者症状为 3 个月以下，后者为 3 个月以上；研究表明这个时间点是有一定临床依据的，3 个月以内的腰椎间盘突出症采用保守治疗多可奏效。

三、腰椎间盘突出症的诊断及鉴别诊断

（一）诊断

诊断腰椎间盘突出症必须将临床症状、体征和影像学（肌电图）等资料结合在一起全面考虑、综合分析，确保三者的一致性，即侧别一致、水平一致、程度一

致。患者的临床症状永远是诊断考虑的第一要素，必须时刻谨记：影像学上有椎间盘突出的并不一定引起临床症状，而影像学椎间盘突出体积的大小也和临床症状没有相关性。研究表明，椎间盘突出症的临床症状严重程度主要和椎管内的炎症程度以及间盘突出的部位密切相关。此外，还应对腰椎间盘突出症进行定位诊断，根据不同神经根在突出椎间盘组织压迫下所产生的特有症状、体征，基本可以做出定位诊断。本病多数发生在 $L_{4\sim5}$ 及 $L_5\sim S_1$ 椎间隙，通常分别压迫 L_5、S_1 神经根，主要表现为坐骨神经受压的症状，若突出发生在 L_3、L_4 间隙，可压迫 L_4 神经根，产生股神经受压的症状。

（二）鉴别诊断

1.腰肌筋膜炎

腰肌筋膜炎属于椎骨之间连接结构的慢性损伤的总称，包括椎旁、背部、腹前后壁的肌肉及其在椎骨上的附着，椎间的韧带，如棘上韧带、棘间韧带、黄韧带、横突间韧带、椎间关节囊、腰骶韧带及其附着。可因扭伤后修复不力产生慢性炎症，使用过度，长久固定体位等均可以造成上述连接结构慢性损伤性炎症。这是腰痛最常见的原因。腰痛表现多样，以其病理而异。可有下肢牵涉痛，但不同于累及神经根的放射痛，更无神经功能障碍引起的定位体征。

2.椎间盘源性腰痛

椎间盘源性腰痛是指纤维环慢性损伤或结构改变以及代谢功能紊乱等导致的腰骶部疼痛症状。退变本身不引起疼痛，慢性损伤修复引起的炎症反应才会是疼痛的原因。多以下腰痛，腰骶部以及臀部疼痛为主，腿痛不典型，一般继发于腰痛并位于大腿的后中部。没有腰椎间盘突出症的典型下肢放射痛，也没有椎间盘突出症相应神经根受压的肌力、感觉改变；体格检查常无特殊，缺乏椎间盘突出症一般具有的直腿抬高试验阳性的体征；影像学上仅有椎间盘的膨出和退变，一般没有椎间盘的突出或脱出。如果需要确诊，目前大多采用椎间盘造影疼痛诱发试验予以确诊，但因是有创检查，应慎重实施。

3.腰椎滑脱症

通过 X 线片的检查，特别是腰椎过伸、过屈位动态 X 线片，多可以判断腰椎有无滑脱或不稳。

4.腰椎管狭窄症

腰椎管狭窄症的临床症状以间歇性跛行为主，症状重而体征少；CT 或 MRI 检查多可以判断腰椎管狭窄及其程度。

5.肿瘤

椎骨和椎管内外肿瘤均可以累及腰骶神经。

(1)脊柱肿瘤：脊柱肿瘤约占全身肿瘤的7%。其中原发良性肿瘤及肿瘤样病变占1/3，恶性骨肿瘤占2/3，大部分为转移癌。CT检查能从轴位观察椎骨各个层面的异常。MRI检查能反映椎体的代谢状况，恶性肿瘤的高代谢，丰富血运，使病变在T_1像上呈低信号，T_2像呈混杂信号或高信号。

(2)椎管肿瘤：椎管内肿瘤由于占位于密闭的椎管，可累及椎管内脊髓和神经引起根性痛，也可刺激压迫脊髓内长束纤维，引发下肢症状。马尾神经受累可与椎间盘突出引发者类似，但一般起病及进展较慢。椎管内肿瘤可发生于髓内、髓外硬膜内或髓外硬膜外。其中以髓外硬膜内肿瘤最常见，约占椎管内肿瘤70%。神经鞘瘤最多，脊膜瘤次之。其他还有室管膜瘤、畸胎瘤等。椎管内肿瘤累及神经的部位、范围决定其神经定位症状和体征。起病多缓慢，腰痛症状常不明显。X线片可有椎弓根间距加大、椎间孔增大、椎弓根变薄，这些反映肿瘤巨大、生长缓慢。椎管内造影常能发现肿瘤占位引起的梗阻。CT检查宜事先通过神经定位判断病变所在部位。MRI检查有助于发现肿瘤的形态、部位、判断在硬膜外、硬膜内或髓内以及与神经组织的关系。

6.腰椎结核

腰椎结核也是累及腰骶神经的常见病变。病变相对轻微者容易漏诊，常误诊为椎间盘突出症。应注意腰椎结核多有持续腰痛，腰椎各个方向活动均受限，X线片上的典型表现为病椎楔形压缩、椎间隙变窄，如果有冷脓肿存在，椎旁会出现梭形阴影。CT检查显示病椎虫蚀样改变或有死骨形成，椎旁多有脓肿形成；MRI图像上表现为T_1相上相应椎间隙和椎体低信号，T_2相为相应椎间隙和椎体低信号高信号或等信号，相应椎旁有脓肿形成。

7.神经卡压综合征

这是一类神经刺激症状的总称，包括臀上皮神经炎、骨盆出口综合征、梨状肌综合征、L_3横突综合征等均可使周围软组织受到不同程度的牵拉刺激，导致肌肉等软组织痉挛，在临床上表现出一系列神经症状，如腰、臀、腿的麻木疼痛、会阴部放射痛、跛行、肌肉萎缩等症状。这类疾患种类繁多，临床鉴别诊断有一定困难。

(1)应从疼痛的部位、性质、程度、种类、形成原因等多方面加以鉴别。腰椎间盘突出症主要表现为根性痛，系椎管或根管处突出物压迫或刺激局部脊神经根所致，具有椎旁压痛、叩痛及特定的感觉神经皮节分布区和反射改变，表现为相应的呈根性分布的腿痛，大多数腿痛超过膝关节，多为单侧，腹压升高时疼痛加重。梨状肌综合征表现为干性痛，系盆腔出口处组织炎性改变、瘢痕狭窄或变异所致的坐骨神经痛，表现为臀髋部疼痛及同侧下肢放射痛，与腹压无关，沿坐骨神经有压痛，下肢内旋实验阳性，腰部无症状，疼痛往往在膝平面以上。L_3 横突综合征的腿痛一般不过膝关节。L_5 横突综合征腰过伸时疼痛且诱发同侧坐骨神经痛。而股骨头坏死、髋关节疾病的跛行一般持续存在，没有间歇性，疼痛分布区域与神经根性疼痛有明显的差异，不呈根性分布，无根性损害的体征，绝大多数患侧 4 字试验阳性。

(2)根据压痛点、直腿抬高试验等体征辨别。腰椎间盘突出症的压痛点主要在椎间隙和(或)棘突旁 1～2 cm 处，典型的还有同侧下肢放射痛。而臀上皮神经炎在髂嵴中点下 2.5 cm 处，有时可触及条索感。L_3 横突综合征压痛点在 L_3 横突。梨状肌综合征在臀中部可触及痉挛呈条索状的梨状肌，并向下肢放射，沿坐骨神经有压痛。L_5 横突综合压痛在 L_5 横突处、髂嵴内侧。典型的直腿抬高试验阳性应该是直腿抬高后引起小腿至足底、足背、足趾的放射痛、麻木感，如抬腿仅引起腰、骶部痛或腘窝部疼痛不适，都不应视为阳性。臀上皮神经炎直腿抬高时可引起臀部疼痛加重，但不能视为阳性。L_3 横突综合征、腰肌筋膜炎直腿抬高试验阴性。L_5 横突综合征直腿抬高试验弱阳性。

8.早期脉管炎

脉管炎是一种血管的炎症和闭塞性病变，以下肢血管为主，管腔狭窄，导致供血不足而产生一系列症状和体征。其症状体征有下肢疲劳、发凉、麻木、酸胀，行走后患肢小腿及足胀痛或痛性痉挛，休息后缓解，间歇性跛行，与腰椎间盘突出症相似。但应特别注意患肢皮温皮色、感觉异常范围及足背动脉、胫后动脉搏动情况，有无游走性浅静脉炎，这些常是静脉炎特有的体征。经保守治疗腰椎间盘突出症发凉症状可缓解，而脉管炎者症状不易缓解。神经源性间歇性跛行表现为挺胸直腰活动受限，行走一定距离可诱发疼痛，蹲下或向前弯腰数分钟，症状可缓解，继续行走距离越来越短，疼痛和麻木具有一定的神经根和节段性分布特点。血管源性间歇性跛行则表现为肢体缺血缺氧性改变，肢体末端苍白或麻木，疼痛剧烈，疼痛因行走而加剧，站立休息后可缓解，足背动脉搏动减弱或消失，疼痛不具备皮节分布的特点。对疑有血管疾病者可采用超声多普勒、肢体血流图、动脉造影、红外线热像图等检查以进一步明确诊断。

四、腰椎间盘突出症治疗及康复

关于腰椎间盘突出症患者的治疗，总的说来无外乎两种：非手术治疗(即保守治疗)和手术(微创或开放)治疗。

(一)非手术治疗

Guinto 对保守治疗的腰椎间盘突出症患者随访时,首次用 CT 片观察到椎间盘突出组织的重吸收现象。Bozzao 等证明突出椎间盘的体积在 63%的患者中至少会缩小 30%,而临床症状恶化的只占 8%。MRI 显示约有 2/3 患者的突出椎间盘在 6 个月内部分或完全吸收。对于巨大的椎间盘突出,有时非手术治疗也可能有良好的疗效,Cribb 保守治疗了 15 名巨大腰椎间盘突出的患者,在平均 24 个月时 14 名患者 MRI 观察到腰椎间盘的吸收,而且所有患者均未进一步产生马尾神经综合征。Komori 也发现突出越大的椎间盘体积下降越多。造成重吸收的原因尚不清楚,Michel 根据以往的研究提出了一个设想,即突出到硬膜外的髓核引起免疫反应、新生血管,引起巨噬细胞聚集,产生的白介素 1 和 TNF-α 等因子导致蛋白酶的释放,造成突出椎间盘的降解。而这些也为椎间盘突出症采取非手术治疗提供了理论基础。

1.适应证

(1)初次发病,病程短的患者。

(2)病程虽长,但症状及体征较轻的患者。

(3)经特殊检查发现突出较小的患者。

(4)由于全身性疾患或局部皮肤疾病,不能施行手术者。

(5)不同意手术的患者。

2.非手术治疗方法

(1)卧床休息:是指患者需全天躺在床上,让患者吃饭、洗漱以及大小便均在床上。在卧位状态下可去除体重对椎间盘的压力。制动可以解除肌肉收缩力与椎间各韧带紧张力对椎间盘所造成的挤压,处于休息状态利于椎间盘的营养,使损伤纤维环得以修复,椎间盘高度得到一定程度的恢复;利于椎间盘周围静脉回流,去除水肿,加速炎症消退;避免走路或运动时腰骶神经在椎管内反复移动所造成的神经根刺激。因此,可以说卧床休息是非手术疗法的基础。临床实践证明,大多数腰椎间盘突出症患者卧床休息可使疼痛症状明显缓解或逐步消失。

但是随着研究的不断深入,卧床与制动的不良作用逐渐被人们认识,长期卧床易并发下肢静脉血栓形成和肺栓塞,而且运动不足的本身就可产生或加重疼痛。因此,不推荐仅用卧床休息作为椎间盘突出症的长期治疗,部分患者因为疼痛可以有限卧床几天,但并不是把这种卧床作为一种主要的治疗手段。

(2)牵引疗法:方法有多种,有手法牵引,重力牵引,机械牵引等。牵引时患者可取卧位(仰卧或俯卧),坐位或站位。牵引疗法的机制有如下几个方面:①减轻椎间盘压力,促使突出椎间盘不同程度的回纳。②促进炎症消退。牵引时可使患者脊柱得到制动,减少运动刺激,有利于充血水肿的消退和吸收。③解除肌肉痉挛。疼痛使腰背部肌肉痉挛,腰椎活动受限,间歇使用牵引可解除肌肉痉挛,使紧张的肌肉得到舒张和放松,促使腰椎正常活动的恢复。④恢复腰椎正常生理屈度,增大椎间隙及椎间孔,使神经根所受的刺激或压迫得以缓解。

(3)推拿及针灸疗法:推拿疗法即按摩,是祖国医学的组成部分。其作用机制为舒筋活血,解除肌肉痉挛,防止肌肉萎缩。同时可促使关节内血肿的吸收及淋巴液循环,减少关节粘连及软骨变性等一系列病理变化的发生,在对骨关节功能方面有显著的影响。由于具有方法简单、舒适有效、并发症少等优点,已被作为治疗腰椎间盘突出症的综合疗法之一。推拿时手法宜轻柔用力均匀,避免粗暴。临床上时有报道,一些患者推拿后症状加重,不得不行手术治疗。有的患者推拿后出现神经损伤,如马尾综合征等,应用时需慎重。

针灸可以改善微循环、抑制局部血管通透性的升高,有利于致痛因子的稀释,并可以产生镇痛物质,提高痛阈,因而缓解疼痛。针灸信息可到达多个脑区,产生中枢性镇痛效应。研究表明:联合使用针灸和经皮神经电刺激(TNES)对于腰椎间盘突出有腰背痛患者的疼痛缓解有明显的效果。

(4)硬膜外类固醇注射疗法(ESI):有限的证据证明,硬膜外类固醇注射对一些急性坐骨神经痛有短暂的减轻疼痛作用。在硬脊膜及神经根鞘膜的表面,后纵韧带及黄韧带的内面有丰富的神经纤维及其末梢分布。这些纤维都属于细纤维,主要来自脊神经的窦椎支。椎间盘纤维环及髓核突出后,在其周围产生炎症反应,吸引大量的巨噬细胞和释放大量的致炎物质。这些致炎物质作用于窦椎神经和神经根从而产生腰痛和腿痛。

硬膜外类固醇注射的机制有如下几个方面:①抑制炎症反应;②阻止疼痛刺激的传导;③中断疼痛恶性刺激的循环;④改善局部微循环。值得注意的是,尽管硬膜外类固醇注射可减轻症状,但并不能改变髓核对神经根的压迫,且该操作本身有导致椎管内严重感染的危险,应慎用。

(5)物理治疗(简称理疗):是利用人工或自然界物理因素作用于人体,使之产生有利的反应,达到预防和治疗疾病的目的。主要分为人工物理因素疗法和自然因素疗法。人工物理因素有电、光、声、磁、温度和机械力等。典型的人工理疗方法如下:①低频脉冲电疗可用于治疗神经功能丧失并可测定周围神经功能的状态,对于腰椎管狭窄症患者的神经功能改善有一定的辅助作用,并且可区分有无合并糖尿病性周围神经病变。②光疗中的红外线疗法适用于神经根炎、痉挛性麻痹、周围神经损伤等。对神经根病有较好的治疗效果。③超声疗法适用于坐骨神经痛，对侧隐窝狭窄症且伴有典型的坐骨神经痛的患者是一种有效的无创性治疗方法。④利用机械力的疗法有按摩、推拿、手法治疗、牵引和运动等，对于改善局部肌肉的紧张、促进血液循环、增加椎管容积等方面都有较好的应用价值。

（6）运动疗法：是理疗的一个分支，在慢性退行性脊柱疾病中起着非常重要的作用，故在此做单独叙述。脊柱的稳定性并不单单依靠骨与骨之间的连接，如椎间盘、前纵韧带、后纵韧带、黄韧带和后方的小关节等，脊柱周围的肌肉在维持其稳定性方面也起着极为重要的作用。运动疗法的目的在于增加脊柱周围肌肉的强度以减缓退变发生的速度，增强椎体间的稳定性以适应不同强度不同方向上的应力变化，从而有效地避免急性症状的发生。具体方法主要包括腰部的后伸训练，力求通过姿势锻炼来增加腰椎的稳定性，减少脊柱的纵向应力，可有效地减少腰椎间盘的退变和突出的概率，并且能够增加腰椎前、后韧带及侧方韧带的力量。

（7）药物治疗：主要目的是控制疼痛、缓解肌痉挛、减轻炎症和水肿，阻断疼痛恶性循环。目前常用的止痛药是非甾体抗炎药和横纹肌松弛剂。

非甾体抗炎药（NSAIDs）。美国食品药品管理局确认的非甾体抗炎药分成3类，即乙酰水杨酸盐类，包括拜阿司匹林等；非乙酰基水杨酸盐类，包括水杨酸镁、二氟尼柳（二氟苯水杨酸）等；非水杨酸盐类，包括布洛芬等。但是，此类药物可能会损害胃肠道和肾血管，还会增加心肌梗死的风险。因此，临床医师在使用这类药物前应评估心血管系统和胃肠道风险，并且应在需要的最短时期内使用最小剂量的药物进行治疗。临床医师还要考虑到何种非甾体抗炎药是最安全的，并且考虑如何减少使用非甾体抗炎药的高风险患者的不利影响，做到个体化治疗。

麻醉和镇痛药。如阿片类药物，吗啡、可待因等，镇痛效果作用较强，可缓解严重的腰背部疼痛，短期应用可减少药物的不良反应。与NSAIDs类药物相比，缺少抗炎作用，对患者的情绪和精神状态有一定的抑制作用，并且可对呼吸、循环系统产生一些不良反应。在开始治疗前应充分权衡阿片类药物的治疗效用与损害。在一段时间内如果没有效果，应重新评估与考虑其他治疗方法或作进一步评估。目前已知的证据尚不能确定阿片类药物优于其他药物。

肌松药：代表另一途径的用药方式，尽管目前该类药物的作用机制不明确，美国食品药品管理局仍然批准其用于骨骼肌肉的调节与痉挛的治疗。肌松药可作为短期内缓解急性下腰痛的选择，但都有中枢神经系统的不良反应，肌松药不适宜作为长期应用。

激素类：对于具有严重的下肢放射性疼痛的患者，氢化可的松的效应能够有效地减轻神经根因受压而导致的水肿和炎症反应。长期应用类固醇类药物会引起骨质疏松，甚至还会引起肱骨头和股骨头的无菌性坏死，而且与安慰剂相比并没有明显效果，尽量少用。

维生素类：对于神经卡压综合征的患者，使用高剂量的维生素类药物，如维生素 B_6 可取得较为满意的治疗效果。研究表明，甲基化维生素 B_{12}（甲钴胺）可促进神经元髓鞘形成，促进轴突运输功能和轴突再生，提高神经纤维兴奋性，恢复终板电位诱导，因此在改善神经功能方面有一定的效果。

（二）介入治疗

1.髓核化学溶解法

1964 年，Simth 首先报告用木瓜凝乳蛋白酶注入椎间盘内，以溶解病变的髓核组织来治疗腰椎间盘突出症。20 世纪 70 年代，此法风行一时，但到 20 世纪 80 年代却落入低谷。由于其操作复杂，疗效不如手术确实，并发症较多，甚至有的患者注入药物后死亡，目前已很少应用。国内有些医师应用胶原酶，且以椎间盘外注射为主。椎间盘外硬膜外间隙较大，胶原水解膨胀时疼痛较轻。但胶原酶对正常纤维环有无损伤作用尚无相应的严谨实验观察。其次，椎间盘外注射止痛的机制尚不明确，是否有抗炎作用有待研究。由于其疗效不确切，且存在潜在严重并发症的风险，目前已很少应用。

2.臭氧溶核术

该疗法采用细针穿刺到椎间盘内，注射少量臭氧气体使髓核组织脱水萎缩，达到使椎间盘减压的目的。主要原理是利用臭氧能瞬间完成的、强大的氧化功能，达到脱水、消炎和镇痛的作用，其临床疗效有待进一步验证。

3.经皮激光椎间盘减压术

通过激光对髓核组织的汽化切割、凝固，减少髓核组织，降低椎间盘内压力。其主要通过温热效应、血管扩张作用、提高免疫功能等共同作用达到消炎止痛、改善微环境、维持机体的正常状态。但此术式目前临床应用时间短，疗效评价标准尚不统一，各家报道例数少，有待进一步研究和探讨。该法适合于纤维环未破裂，且不合并侧隐窝狭窄等病变者。此术式也可能产生神经根损伤、血管损伤等并发症，同时激光辐射汽化是否能引起周围组织热损伤并发症，特别是椎体终板软骨的损伤，一直备受关注。

4.椎间盘内电热疗法(IDET)

设计者是美国康复医师 Saal 兄弟。对椎间盘退变引起疼痛的机制研究发现，后纵韧带及纤维环的外层由窦椎神经分支支配，外 1/3 纤维环组织中有大量能传递疼痛信号的神经末梢，并可以释放与产生疼痛相关的神经肽；严重退变的椎间盘组织中神经末梢的密度远远超过正常椎间盘组织，椎间盘退变过程中纤维环撕裂刺激痛觉神经末梢，从而引起疼痛。椎间盘热疗技术的作用主要体现在两方面：第一，纤维环为富含胶原的组织，热疗可使胶原收缩再塑形（无瘢痕形成），从而减少血管组织及神经组织长入，同时也可使纤维环裂隙封闭，所以又称为“纤维环成形术”，可增强椎间盘的牢固性，缓解病变椎间盘所受到的压力，有助于消除疼痛症状；第二，凝固纤维环上病变部位及肉芽组织，灭活病变部位的痛觉感受器以阻止痛觉传入。

适应证的选择，目前大多采用 Saal 兄弟制定的标准：①腰痛 6 个月以上，经保守疗法治疗效果不佳；②合并下肢疼痛者无神经根受压体征；③椎间隙退变 2～3 级；④MRI 显示 1～2 个椎间盘退变，无明确的椎间盘突出或脱出；⑤椎间盘造影显示椎间盘退变，疼痛诱发试验阳性。Wetzel 等在 2000 年北美脊柱学会(NASS)大会上报道一组多中心 IDET 临床应用情况的联合统计，1 年随访的 65 例患者术后 3、6、9 个月的 VAS 和 SF-36 评分均较术前有明显改善，其中 VAS 从 6.4 分降至 3.3 分。相关报道中长期满意率多在 60%～70%。IDET 并发症较少，但也有导致骨坏死的个例报道。

5.髓核成形术

1999 年 12 月通过美国食品药品管理局批准应用于脊柱外科，2000 年 7 月首先在美国用于临床治疗椎间盘突出。此技术的原理是用射频能量（100 Hz）施加于组织，吸引大量 Na^+ 于气化棒周围，形成等离子颗粒区，该能量可同时保证 Na^+ 的运动方向，使其获得足够能量而导致组织细胞的分子链（肽键）断裂，形成元素分子和低分子气体（O_2、H_2、CO_2 等）。相比传统的电烧、激光等热切割（300～600 ℃）方式，冷融切过程是一种低温（40～70 ℃）切割，可移除大量病变组织而不引起周围正常组织的不可逆损伤（出血、坏死等）。髓核成形术是用等离子刀头在髓核中打出多个通道以消融一部分组织，完成椎间盘内髓核组织重塑，在退出刀头的同时对组织进行热凝（约 70 ℃），使髓核内的胶原纤维汽化、收缩和固化，椎间盘总体积缩小而降低椎间盘内压，以达到治疗目的。髓核成形术适用于椎间盘造影阳性，椎间盘高度＞75%，中央型椎间盘膨出的盘源性腰痛患者，当纤维环尚未破裂时减压效果最佳，如果纤维环和后纵韧带均已破裂，则手术基本无效。髓核成形术的禁忌证有椎间盘脱出、髓核游离、侧隐窝狭窄、椎间隙狭窄等。此技术不会破坏周边的重要脊柱结构、髓核、纤维环、终板、脊髓和神经根等，与其他微创技术相比，具有穿刺孔更小、基本无渗血、术后能即刻下地行走、无热损伤所致明显疼痛等优点。髓核成形术近期报道疗效可，但由于开展时间尚短，病例有限，有待进一步长期临床观察。

近年来随着微创脊柱外科技术的发展，其适应证逐渐扩大，疗效更加确切，已为广大的骨科医师、神经外科医师、疼痛科医师所接受。上述各种介入治疗已很少采用，或只作为微创外科治疗的辅助手段。

（三）手术治疗

腰椎间盘突出症的手术治疗已有 100 多年的历史。1909 年，Oppenheim 和 Krause 成功完成了首例椎间盘脱出摘除术。1934 年，Mixter 和 Barr 首次报道采用全椎板经硬脊膜入路切除治疗 19 例椎间盘突出患者，正式开始了椎间盘突出症的手术治疗。1952 年，我国方先之首先发表了手术治疗椎间盘突出症的病例报告。

大多数腰椎间盘突出症患者通过非手术疗法可取得良好效果，需手术治疗的只是一小部分，占 10%～15%。对于这部分患者，及时恰当的手术治疗，能迅速解除其痛苦，恢复劳动能力，远期效果良好。

1.手术适应证

（1）绝对的适应证是渐进性的神经损害。国家卫健委临床路径要求的是诊断明确（症状、体征和影像学均有单侧或双侧神经根损伤或马尾神经损伤表现），正规保守治疗无效。对于急性发生或急速进展的神经损害，应尽快急诊手术。

（2）症状重，影响生活和工作，经非手术治疗 3～6 个月无效。

（3）有明显肌肉萎缩无力、感觉减退以及马尾神经损害者（如鞍区感觉减退及大小便功能障碍等），有完全或部分瘫痪者。这类患者多属巨大突出，或纤维环破裂髓核脱入椎管，对马尾神经形成广泛压迫，应尽早手术。Michael 系统分析了 322 名马尾神经症状患者手术后的恢复情况，认为马尾神经受压患者应该在 48 小时内手术。

（4）伴有严重间歇性跛行者多同时有腰椎管狭窄症，如 X 线平片及 CT 影像显示椎管狭窄，且与临床症状吻合，均宜及早手术治疗。

（5）急性腰椎间盘突出症，根性疼痛剧烈无法缓解且持续性加重者。

2.手术禁忌证

(1)腰椎间盘突出症合并重要脏器疾患,或因其他原因不能承受手术者。

(2)腰椎间盘突出症初次发作,症状轻微,经非手术治疗可获缓解;对其工作和生活影响并不明显者。

(3)腰椎间盘突出症诊断并不明确,如影像学缺乏腰椎间盘突出的特征性表现或影像学有腰椎间盘突出的表现但缺乏典型的临床症状和体征者。

3.手术准备

(1)术前准备。①全面体检,明确诊断及患者全身状态:除物理检查与X线平片外,酌情选择其他的特殊检查。在目前情况下,一般均选择CT或MRI检查,以防误诊或漏诊。有时尚需应用脊髓造影检查。其他检查包括心、肝、肾、肺功能的各种化验和仪器检查,以早期发现重要脏器疾患,并应注意患者有无出血性倾向和各种药物的过敏史等。②向患者交代病情:由于术中与术后均需患者密切配合,因此应向其交代手术的大致程序,并提出相应要求与术前、术中、术后注意事项。但注意避免增加患者精神负担。③手术方案设计:应根据诊断及具体病情,由主治医师负责设计手术方案及具体操作程序。包括特种器械的准备、术前用药、麻醉选择、术中可能发生的意外及其处理对策、术后对护理的特殊要求及抢救药品的准备等均应充分考虑,并落实到具体执行者。④体位训练:如术中取俯卧位,术前应俯卧训练数天,并练习床上大小便。

(2)麻醉和体位。依手术者的经验与习惯,可以应用硬膜外麻醉、全麻、局部浸润麻醉等。手术多取俯卧位或侧位,如取俯卧位,应以气垫或软枕等垫于头部、胸部和髂部,避免腹部受压。对预计手术时间较长者要注意保护膝、踝部。

4.手术方式

腰椎间盘突出症的常规手术可分为单纯髓核摘除术和椎间盘切除椎间融合术。①后路腰椎间盘髓核摘除术分3类:全椎板切除髓核摘除术、半椎板切除髓核摘除术、椎板间开窗髓核摘除术。②腰椎间盘切除椎间融合内固定术:腰椎间盘突出症行椎间盘切除术时是否需行椎间融合和内固定,在脊柱外科领域存在很大的争议。对于单纯椎间盘突出,卫健委的临床路径指出,对实行椎板间开窗髓核摘除术或半椎板切除髓核摘除术者,原则上不使用内植物;如需要做全椎板切除,可选用内植物。有学者认为髓核摘除术会导致椎间盘高度丧失、节段不稳、椎间孔狭窄和关节突的改变等,影响其远期疗效。侯树勋认为单纯髓核摘除术后,虽然存在椎间隙高度下降,但是并不一定造成椎间不稳和神经根受压,而且在平均12.7年的随访中发现椎板开窗组和半椎板组均有较高的优良率,患者满意度为98%,30例超过10年的影像学随访资料显示,髓核摘除椎间隙高度改变最明显,但极少发生椎体间不稳。椎间孔高度和椎间孔最大宽度这两个与椎间孔容积有关的主要指标改变也不明显,髓核摘除术后相邻椎间隙变化并不明显。然而,当髓核突出伴有超过6个月或更长时间的腰痛,并经检查证实于椎间盘退变节段存在不稳时,应考虑行融合手术。在复发性腰椎间盘突出,二次手术时可考虑行融合手术,因为复发本身说明病变节段的不稳定,而且显露这个节段时需做更大的暴露而进一步加重不稳。根据入路的不同,椎体间融合术可分为前路椎体间融合术、侧路椎体间融合术、后路椎体间融合术和后外侧路经椎间孔椎间融合术。由于目前腰椎间盘突出而行前路或侧路椎体间融合术非常罕见,因此在本节就不叙述,仅介绍后路椎体间融合术和后外侧入路经椎间孔椎间融合术。

(1)全椎板切除髓核摘除术:该方法适用于中央型椎间盘突出,特别是巨大的突出,或者是伴有严重中央椎管狭窄者。其优点是显露好,视野清楚,减压充分,可直接摘除髓核,对神经根减压充分,术后疗效肯定。但该手术方式的减压范围过大,会造成脊柱后柱结构的破坏,导致医源性腰椎节段不稳;还有部分患者在椎板缺损区形成大量纤维瘢痕组织或不规则新生骨,与硬脊膜或神经根粘连,致医源性椎管狭窄。

该术式采用正中纵向切口,范围应包括临床诊断病变间隙的上、下各一个腰椎棘突。显露时需要充分的剥离和显露病变间隙的上、下椎板和关节突。然后切除病变间隙的上下棘突和棘上与棘间韧带,再用枪状咬骨钳咬除需要减压范围内的全部椎板,如果术者发现患者同时伴有侧隐窝狭窄的话,可以适当地潜行切除部分上下关节突,但一般不宜超过1/3,以免破坏关节突的稳定性,导致患者术后腰椎节段性不稳。

需要特别强调的一个原则是,手术者在实施全椎板切除减压这一破坏性较大的开放手术时,也要遵循微创手术的原则,要根据每个患者的实际情况进行椎板的切除减压,在充分减压的前提下尽可能地保留部分椎板和棘突以及韧带组织和小关节的关节囊,切勿机械地对所有患者都无一例外行全椎板切除。例如,对于一个$L_{4\sim5}$椎间盘的中央型巨大突出,切除L_4椎板的下2/3和L_5椎板的上1/3就足以充分显露出突出的椎间盘进行髓核摘除了。这样就可以保留上、下部分椎板、棘突,避免破坏病变上、下间隙($L_{3\sim4}$和$L_5\sim S_1$)的棘间、棘上和黄韧带结构,不影响其稳定性。有学者在对不伴有中央椎管严重狭窄的患者实施全椎板切除髓核摘除术时,常常先尝试双侧扩大开窗术,首先切除两侧上椎板的下

2/3 和下椎板的上 1/3，再潜行切除上棘突的下 1/2 和下棘突的上 1/3，以及部分或全部的棘间韧带，这样就可以保留病变间隙的棘上韧带，而该韧带对维持腰部屈曲稳定非常重要。另外，还要注意，在为了减少出血而用电刀剥离时，极易破坏关节突的关节囊，没有关节囊的关节突关节的稳定性会减少 70%。

(2)半椎板切除髓核摘除术：是为了减少因全椎板切除髓核摘除术所导致的术后失稳而改良的手术方式。多适用于表现为单侧神经症状的患者或者影像学证实为偏向一侧的椎间盘突出。具有以下优点：①半侧显露，保留棘突、两侧关节突和对侧的韧带，较好地保持了腰椎的稳定性；②减压有效彻底，复发率低；③单侧剥离软组织，术后恢复快，疼痛轻。

该术式多采用旁正中纵向切口，即棘突旁 2 cm 切口，显露单侧的病变间隙上、下椎板和关节突，其减压原则同全椎板切除髓核摘除术。对于偏向一侧的椎间盘突出，可采用椎旁肌肉间隙入路来显露单侧的椎板和关节突，该入路经肌肉间隙钝性分离进入，避免了肌肉和其附着部的损伤，具有显露快、出血少、术后疼痛轻的优点。采用该切口，患者在术后第 2 天即可下床活动。

(3)椎板间开窗髓核摘除术：自 20 世纪 80 年代开始，椎板间开窗髓核摘除术逐渐获得了广泛开展，从而相当程度地减少了对腰椎后部组织的损伤。相比传统的全椎板切除和改良型的半椎板切除术而言，具有更小的侵袭性，更大程度地保留了脊柱的稳定性。相关研究证实了使用椎板间开窗髓核摘除术的患者，术后脊椎滑脱明显低于全椎板切除髓核摘除术和半椎板切除髓核摘除术者。后路椎板开窗减压髓核摘除术的优势还包括对椎管干扰小，椎管内瘢痕轻；术野暴露清晰，可同时解决侧隐窝狭窄；保留了较多的关节突和关节面，对脊柱稳定性的影响较小。对于适应证选择合适的病例，后路椎板开窗减压髓核摘除术能够取得满意的临床效果。

椎板间开窗髓核摘除术的切口和显露基本同半椎板切除髓核摘除术，可以选择椎旁肌肉间隙入路，切口和显露范围可以更小一些。如果技术和设备条件允许的话，可以在微创可扩张通道下实施，进一步减少创伤；也可在长叶片撑开器或两把单钩撑开器和头灯的辅助下完成手术。

(4)后路椎体间融合术(PLIF)：最早出现自 20 世纪中叶，Cloward 通过将后路切除的椎板修成楔形骨块植于腰椎间，来恢复椎间高度，取得了良好的效果并得到快速推广，此后该方法即被称为 PLIF。PLIF 能够恢复椎间高度、腰椎生理前凸及腰椎生物力学特性，提供良好的椎间纵向支撑。PLIF 的融合率高，但术后患者的满意度与融合率常常并不一致。PLIF 需经椎管放置 Cage，需要切除椎板经椎管入路，所以 PLIF 会对神经根牵拉，易造成术后根性疼痛，切除椎板后硬膜外粘连及瘢痕易对神经造成压迫，严重者甚至需再次手术。其他较为常见的并发症还有硬脊膜囊或神经根袖撕裂、椎管内血肿、椎体间隙感染等。

(5)经椎间孔椎间融合术（TLIF）：1981 年，Blume 等提出了单侧入路 PLIF 手术，以降低手术并发症。在此基础上，Harms 等提出并推广了 TLIF。此术式无须进入椎管，无须牵拉神经根即可摘除椎间组织及进行椎间融合，可减少手术时间、术中出血量和神经并发症。该术式的最佳切口和显露途径是椎旁经肌肉间隙入路，经该入路可以经肌肉间隙直接显露出关节突部位，非常方便开放椎间孔，且无须剥离和损伤肌肉，特别是保护了多裂肌群，该肌对腰椎的动力静态稳定起到关键性的作用。但 TLIF 对中央椎管减压比较困难，限制了其适用范围，不适应于中央椎管狭窄和巨大的中央型椎间盘突出。但是随着椎管潜行减压技术的发展，其适应证也在逐渐扩大，在熟练应用潜行减压技术的基础上，也可以应用于中央椎管狭窄和巨大的中央型椎间盘突出。

5.腰椎重建技术

腰椎融合术后相邻椎间盘退变加速、融合节段假关节形成等导致的术后顽固性腰腿痛已经引起人们的关注。旨在重建椎间盘生理功能的异体椎间盘移植、动力装置及人工全椎间盘置换（ADR）、人工髓核假体（PDN）置换的尝试以及将基因治疗策略用于延缓或逆转椎间盘退变的实验研究是人们关注的新课题。

异体椎间盘移植因其易于早期退变、移位等问题，目前尚难临床应用。

PDN 置换曾在国内开展，但由于假体移位和术后残留腰腿痛等并发症，现在已放弃使用。

ADR 目前可以考虑的适应证主要是腰椎间盘源性下腰痛，腰椎间盘切除术后失败综合征，而一般腰椎间盘突出应被视为禁忌证，因为大多数腰椎间盘突出症经常规减压和（或）融合术后长期疗效良好。另外，人工腰椎间盘在材料学及运动学上均与正常的腰椎间盘有一定的差距，且 ADR 术对医师的技术要求较高、手术创伤大、价格昂贵等，这些都限制着该技术的广泛应用。

6.术后处理

方法如下：①术后患者在搬动和翻身时最好轴向转动，保持腰部稳定，减轻损伤和疼痛。②术后 24 小时内严密观察双下肢及会阴部神经功能的恢复情况。如有神经受压症状并进行性加重，应立即手术探查。③术后常规 24～48 小时拔引流管，引流量大或有脑脊液漏时可延长至伤口基本愈合后再拔管（可 5～

6 天)。④术后常有小便困难,必要时扶持患者下床小便,尽量不做导尿。如3 天内无大便腹胀者,可服用通便药物。⑤术后 24 小时,开始做下肢抬高练习,1 周后做腰背肌训练(五点支撑或“小燕飞”)。术后 10 天拆线,卧床至少 3 天。以后可离床适当活动,3 个月后恢复正常活动。

(四)椎间盘突出症患者的康复治疗

手术后的疼痛反射抑制会导致肌萎缩和体能下降,通过早期康复训练可恢复肌肉力量和耐力,使得腰部功能得到快速的恢复;早期康复还可以提高体能及心肺功能,有利于患者尽快重返社会和工作岗位。康复训练包括腰部功能训练和体能训练,腰部功能训练如伸展疗法、腹背肌训练、脊柱稳定姿态训练;体能训练主要采用有氧训练,如行走、慢跑和游泳等,达到增强体能及心肺功能的目的。

第五章　肩部骨关节损伤

第一节　锁骨骨折

锁骨骨折是全身最常发生的骨折之一，占全身骨折的 4%，主要发生在锁骨中 1/3(占 76%～82%)。锁骨远 1/3 骨折占锁骨骨折的 12%～21%，锁骨近 1/3 骨折占锁骨骨折的 3%～6%。此处骨折常发生于老年人。

一、诊断依据

(一)病因

上肢外展位倒地时肩部着地是造成锁骨骨折的常见受伤机制。高能量直接暴力如车祸伤是成人锁骨骨折第二病因。

(二)临床表现

骨折患者表现头向患侧，以健手托患肘。锁骨骨折处出现畸形、压痛、瘀斑。

(三)诊断

锁骨骨折按部位分 3 型。

1. Ⅰ型

Ⅰ型为锁骨中 1/3 骨折，占锁骨骨折的 80%。锁骨在此处从管状渐变为扁平，另外该处骨质相对薄弱，易发生骨折。97%的Ⅰ型骨折有中度移位，可采用非手术治疗，3%患者有完全移位和短缩，占Ⅰ型骨折不愈合的 90%，需手术治疗。

2. Ⅱ型

Ⅱ型为锁骨外 1/3 骨折，占锁骨骨折的 12%～21%。根据骨折和喙锁韧带的不同损伤程度，Ⅱ型骨折分 5 个亚型。

(1)1 型:发生于喙锁韧带外侧,占外 1/3 骨折的大部分,因喙锁韧带仍与锁骨连接维持其位置,此型多无移位。

(2)2 型:发生于喙锁韧带内侧,近骨折断端失去牵拉固定而容易向上错位,而上肢重量和肌肉牵拉使远骨折断端下移。

(3)3 型:为外侧端包括肩锁关节面的骨折,该型骨折几乎全能愈合但易引起肩锁关节退行性关节炎。

(4)4 型:见于儿童喙锁韧带与骨膜相连而骨折近段移位。

(5)5 型:为粉碎骨折,喙锁韧带附着骨折与远近骨折断端分离。

3.Ⅲ型

Ⅲ型为锁骨内侧 1/3 骨折,此型多无错位,内侧 1/3 骨折仅占锁骨骨折的 3%～6%,该处骨折可能累及锁骨内侧生长板。

二、治疗

(一)三角巾悬吊

三角巾悬吊适用于幼儿青枝骨折或其他不全骨折,悬吊 1～2 周。

(二)手法复位及绷带固定

手法复位及绷带固定适用于有移位的锁骨骨折。复位并固定,用布绷带或石膏绷带沿两侧肩、腋、背部做“8”字交叉环形固定。包扎时必须将两肩固定,同时用棉垫保护腋窝内神经、血管。若患者有手或前臂麻木感、桡动脉搏动触不到,表明布带或石膏包扎过紧,应即适当放松至解除症状为止。

(三)切开复位内固定

切开复位内固定适用于开放骨折或合并血管神经压迫症状及骨折不愈合者,用髓内针或钢板螺钉固定,有骨缺损者应同时植骨。

三、病情观察

观察患肢有无麻木感,患处有无瘀斑,骨折断端移位情况;观察肢体末端循环情况。

四、注意事项

(一)医患沟通

(1)骨折的愈合和康复是一个长期过程,应当向患者及家属耐心解释。

(2)患者功能锻炼是一个循序渐进的过程,医患沟通时要向患者交代功能锻炼的要点。

(二)经验指导

(1)术后宜平卧位或半卧位,肩胛间可垫软垫,维持患肩、锁骨部后伸。

(2)选用合适的抗生素,必要时服用止痛剂。

(3)术后伤口保持干净,可放置伤口引流膜(管),观察伤口愈合情况,注意引流通畅,加强局部换药等处理,预防和避免伤口感染,术后 7 天伤口拆线。

(4)早期除患肩制动外,坚持手指屈伸活动。

(5)术中力求骨折断端良好对位对组,内固定可靠。术后防止伤口感染,影响骨折愈合。

(6)锁骨骨折经及时、正确的治疗,骨折一般能得到愈合且功能满意。锁骨骨折移位明显、断端不稳定时,非手术治疗常发生骨折畸形愈合,甚至不愈合。应及时选择切开复位,重建钢板内固定。即使切开复位固定,若发生骨折断端粉碎、接触不良或有缺损时,应取自体髂骨植骨才能有效地防止发生骨折不愈合。

第二节　肩关节脱位

肩关节脱位多发于 20～50 岁,是全身关节脱位最多发的部位之一,仅次于肘关节,列为第二位。肩关节脱位发病率较高,主要是由肩关节的解剖特点所决定的。肩关节肱骨头大,关节盂小,其关节囊松弛而薄弱,尤以关节前方明显。另外,肩关节起的稳定作用还依赖于肩部肌肉的保护,一旦主要肌肉受损而失去稳定作用,则可诱发肩关节脱位。在各类的肩关节脱位中,以创伤性前脱位最为常见,占肩关节脱位的 90%以上,肩锁关节和胸锁关节脱位发生率相对较低。

一、肩关节前脱位

(一)损伤机制

肩关节处于极度外展、外旋位状态时,再受到使其后伸外力作用,肩峰可形成一个支点顶于肱骨颈部,通过上肢的杠杆作用可造成肱骨头的前方脱位。

肩关节前脱位发生主要由以下 3 种暴力所致。

1.间接暴力

间接暴力是肩关节前脱位发生的主要原因。当肩关节处于外展、外旋位时,肩前下方关节囊就处于相对紧张状态，肱骨头顶于关节囊前下方，如果此时跌倒，手掌或肘部着地，上肢传导的暴力通过肱骨作用于前下方关节囊，当外力超过关节囊的强度时，肱骨头可冲破关节囊的束缚，发生常见的喙突下脱位。

2.直接暴力

由直接暴力从肩关节后方撞击肱骨头引起，使肱骨头冲破关节囊前方而脱出关节囊外。

3.肌肉拉力

肩部肌肉突然强力收缩，可以发生肩关节脱位。如癫痫发作等情况下的上臂极度后伸，也会发生肩关节前脱位。

(二)症状体征

1.肩关节扭伤

肩关节前方扭伤是肩部损伤中最轻微的损伤。关节囊及韧带受到牵拉，但未引起断裂。肩关节前方无畸形，但会有轻度的触压痛，肩外展、外旋时疼痛明显加重。肩关节仍维持稳定。X线检查无异常。

2.肩关节半脱位

外力造成关节囊及其韧带部分断裂，肱骨头发生半脱位。肩关节前方压痛，肩外展、外旋时疼痛明显。用力进行肩部外展、外旋，有时可有肩关节不稳感。X线检查偶可见盂前喙撕脱骨折或肱骨头后外侧的骨折。

3.肩关节全脱位

(1)一般症状：受伤上肢呈被迫体位，关节功能障碍，弹力性固定，臼内空虚感，以及疼痛、肿胀、压痛、皮下淤血等。

(2)功能障碍：肩关节功能障碍是多方向活动受限，主动及被动活动均受限。患者拒绝做任何上臂进一步内收或内旋动作，常将身体倾向伤侧，以保持上臂于下垂位。

(3)肩部畸形：患侧肩部及上肢与正常人比较。①肩部失去正常膨隆丰满的外形，肩峰明显突出，下部空虚，形成“角肩”或“方肩”畸形；②自肩峰到肱骨外上髁的距离比健侧长，伤侧上臂处于内旋位并与躯干稍分开而保持20°～30°夹角；③大多数病例均可在肩关节前方、腋下或锁骨下处触及球形肱骨头。

(4)杜加斯征阳性：当患肢手掌放于对侧肩部时，患肢肘关节内侧不能贴近胸壁，或患肢肘部能贴近侧胸壁，而手掌又不能触及对侧肩，即所谓的杜加斯征阳性。

(5)X线检查：可以明确是否有骨折等合并症的发生。

(三)处理方法

由于肩部组织受力较大，脱位同时可能合并肱骨颈骨折、臂丛神经和血管及软组织损伤，所以肩关节前脱位应及早治疗。复位前应明确：①肱骨头的位置；②是否合并骨折，或有无神经、血管损伤；③全身一般状况及是否合并或患有其他疾患；④治疗时，应尽量避免引起关节囊、韧带及肩袖的再损伤；⑤对于局部肿胀明显、疼痛剧烈、身体强壮而肌肉痉挛明显者应在臂丛或全身麻醉下手法复位。

1.手法复位

手法复位适应于损伤初期。初期软组织肿胀轻，局部肌肉痉挛不明显，容易复位。手法复位一般对周围组织损伤小，无后遗症和并发症，是治疗肩关节前脱位的首选方法，大部分患者通过手法治疗可以直接复位。手法治疗判定肩关节是否复位的标准为肩部饱满，与对侧外观一致；方肩消失，肱骨头还纳于腋窝；杜加斯征阴性。

(1)手牵足蹬法：此法历史悠久，至今被广泛采用。患者仰卧床上，术者位于其患侧，双手握持其患肢腕部，沿患臂纵轴牵引，并以足前掌蹬顶其腋下胸壁侧做反牵引。牵引力量应持续、恒定、逐渐加大，当肱骨头被牵下移后，常常立即自行滑入关节盂内。

如果局部肌肉痉挛而牵引不动，可将伤肢做内、外旋转活动。当肌肉松弛、肱骨可以移动时，术者的牵引手握患者上臂使其内收、内旋，同时用蹬顶脚的前掌拇趾侧，向外推挤肱骨近端，使肱骨复位。复位时常可听到或感到肱骨头滑入关节臼内的声音。

此法比较适用于青壮年单纯性脱位者，若合并有大结节撕脱及年老者不宜选用，以免引起肱骨颈骨折。操作时必须小心，足掌一定要蹬在肱骨头内下方，力量要均匀适度而不可用力过猛。

(2)牵引回旋法：此法是应用牵引和杠杆的作用使肱骨头复位，年龄较大或伴有骨质疏松者，不宜选用此法。

具体方法为：①屈肘 90°位，在持续牵引下，外展、外旋上臂；②在牵引外旋的位置下，逐渐内收肘部，使肘关节紧贴胸前壁到达人体前正中线；③在上臂内收的基础上，内旋上臂使患侧手放于对侧肩上，肩关节便可复位。整个操作过程可概括为在牵引前提下，分别进行外展→外旋→内收→内旋等，各步骤要连贯轻巧。

确认复位后，屈肘 90°，然后上臂保持内收、内旋固定于胸壁，并以三角巾悬吊患肢，肩关节制动2～3周，以后逐步锻炼以恢复肩关节功能。

(3)牵引推拉法：通过缓和的牵引和推拉，使肱骨头沿着肩关节囊破裂口复位。此法操作简便、效果满意、成功率高、危险较少，适合于年迈或全身状况不佳者。

具体方法：①患者仰卧，助手用布带套住患者伤侧胸廓，向健侧牵拉固定；②一助手用双手握住其伤肢腕部，沿肢体纵轴向远端牵引并可做旋转活动以助肱骨头移动；③术者从腋下握住肱骨近端并向外牵拉；④患者、助手和术者三方要同步徐徐持续牵引，待肌肉松弛而肱骨移动后，轻轻将上肢进行内收、内旋，术者同时将肱骨头向关节盂内推按还纳。

(4)俯卧吊锤法：患者俯卧床边，患肢垂于床旁，患肢腕部以5 kg左右重物悬吊牵引，10～20分钟。肩部肌肉尽量保持松弛，肱骨头一般亦可自动复位。有时将患侧肩部内收同时在腋窝将肱骨头推向上方，或稍外展上臂，肱骨头即可复位。

无论采用哪一种手法治疗，在复位后必须固定，以免再脱位而形成习惯性脱位。通常用三角巾悬吊固定3周，3周后去除三角巾，逐渐做伤肢功能活动，6周后可行持重及抗阻力锻炼。

40岁以上的患者，伤后固定时间太长，显然将增加肩关节粘连的严重度，可于复位后3天急性疼痛缓解后立即进行小幅度肩部活动。活动幅度由小到大、逐步增加，活动方式以前屈、内收活动为主，慎做外展动作，并禁止做肩外旋运动。3周后去除三角巾，逐渐增大活动幅度，必要时辅以肩部理疗和按摩，但仍应避免强力被动活动。

2.切开复位

新鲜肩关节前脱位应用闭合复位，绝大多数病例均获成功。对以下情况，可考虑切开复位。

(1)肩关节前脱位合并神经、血管损伤，最常见的为腋神经、臂丛神经及腋动脉损伤。应手术切开，解除压迫，修复损伤的血管、神经。

(2)肩关节前脱位合并肱二头肌长头腱或肩袖断裂，阻碍肱骨头复位，导致闭合复位失败。

(3)肩关节脱位合并肱骨大结节撕脱骨折，影响关节复位者。

(4)肩关节前脱位合并肱骨外髁颈或肱骨头骨折者。

(四)并发症

1.肱二头肌腱滑脱

大小结节间横韧带愈合不好，晚期可发生多发性二头肌腱滑脱。

2.肩胛下肌损伤

由于复位制动不充分，肩胛下肌松弛、延长，使内旋力减弱，破坏了肩关节肌肉力量的协调平衡作用。

3.血管、神经损伤

常合并腋动脉、静脉的损伤，多见于老年患者、血管硬化的患者。对年轻人若手法复位过于粗暴等，也可造成血管的损伤。神经损伤以腋神经损伤最为多见，偶见上肢其他神经损伤或臂丛神经损伤。

4.肩袖损伤

肩前脱位时可以合并小结节骨折，也可合并肩袖损伤，从而使肩袖结构连续性中断，造成肩外展功能障碍。肩关节前脱位掩盖了肩袖损伤的体征，所以容易造成漏诊。因此，前脱位复位后肩外展功能疑有异常时，可做肩关节造影，进一步证明是否存在肩袖损伤。

5.肩关节僵直

肩关节脱位复位后，由于制动时间过长或未及时进行肩关节功能锻炼，可造成关节囊的粘连和肌肉萎缩，从而造成肩关节功能障碍。

二、肩关节后脱位

肩关节后脱位较为少见，占肩关节脱位的 2%～3%。因肩关节后方有肩峰、肩胛冈的骨性屏障及冈下肌的保护，故后脱位发生率较低。

(一)损伤机制

肩关节后脱位多为间接传导应力所造成的。肩关节在上臂前屈、内收、极度内旋位时易发生后脱位，多由于在此位置时发生跌倒等动作的创伤，可使肱骨头脱向后方，肩关节囊在关节盂后缘的附着处撕裂，关节盂后侧随关节囊一并撕脱分离。肱骨头向后方的移位，可以进一步引起肩胛下肌、盂肱下韧带后束的牵拉伤或小结节的撕脱。

肩前方的直接暴力也可以直接导致肩关节向后方脱位。如果暴力过大，关节盂后侧边缘部位，可因肱骨头的撞击形成骨折。

此外，肩关节后脱位可继发于惊厥、癫痫发作或电休克，常常由肩部外旋肌无力而内旋肌强烈收缩造成。

(二)脱位分类

1.肩胛冈下后脱位

肱骨头向后脱位于肩胛冈下方，多是所受应力过大而引起。

2.肩盂下后脱位

此型最为少见，肱骨头处于肩的后下方，交锁于肱三头肌的起点盂下结节处。

3.肩峰下后脱位

此型最为多见，占肩关节后脱位的90%以上。肱骨头位于肩胛骨关节盂之后，肩峰的下方。

(三)症状体征

此种创伤所致体征与症状，不如前脱位那样明显，故检查应仔细全面，以免漏诊。

1.肩部畸形

比较双肩外形，伤侧肩前侧变平，而后侧饱满膨隆，喙突较为突出。

2.功能障碍

不能做外展活动。盂下或肩胛冈下脱位者，上臂固定于轻度外展，做任何方向的运动均会引起疼痛。

3.X线检查

X线检查对正确诊断十分重要。

(四)处理方法

新鲜肩后脱位时，绝大多数病例采用闭合复位均可获得成功。

在麻醉状态下，沿肱骨轴线纵向牵引，同时内旋上臂以使肱骨头与肩盂后缘相互脱离，然后术者另一手自后方向前推挤肱骨头，同时再外旋上臂，一般即可使肱骨头复位。复位后可将患肢包扎固定于胸壁，并应注意复查肱骨头的位置，以防止固定过程中再发生脱位。如果发现在上述位置固定后有再脱位的倾向，则需在复位后将上臂固定于外展、外旋及轻度肩后位(肘关节位于躯干后方)，可用肩部“人字”石膏维持固定。

对闭合复位不成功或并发有肱骨小结节骨折而骨折块移位较大的病例，可行手术切开复位。

三、肩锁关节脱位

肩锁关节脱位在体操、排球、足球、摔跤、自行车、跳伞、滑冰、跳高、柔道等项目多见。肩锁关节为半活动关节，由薄弱的关节囊包绕，关节囊增厚的部分形成肩锁韧带，后者起加强稳定关节的作用。肩锁关节由锁骨外端与肩峰内面构成，其间衬垫有纤维软骨盘，形状为盘形或半月形。三角肌和斜方肌的部分纤维附着于锁骨上部，加强了肩锁关节的稳定性。

（一）损伤机制

肩锁关节损伤最常见的损伤机制是由患者侧位摔倒时，上臂内收位，肩部直接着地引起。暴力直接作用于肩峰或锁骨上，使肩胛骨向内下移动而引起肩锁、喙锁韧带断裂以及斜方肌与三角肌在肩峰和锁骨上的腱性附着部撕裂，而导致肩锁关节脱位。若患者跌倒时，肩部与肘部都处于屈曲位着地，关节盂与肩峰受到肱骨头的暴力传导，亦可使肩锁、喙锁韧带断裂，引起肩锁关节脱位。

按肩锁关节损伤程度可分 3 种类型。

Ⅰ型轻度损伤：纤维结构尚完整、关节仍保持稳定，或仅有肩锁韧带部分断裂，造成锁骨外端轻度向上移位。

Ⅱ型中度损伤：肩锁韧带和肩锁关节囊完全撕裂，肩锁关节半脱位。

Ⅲ型重度损伤：肩锁关节完全脱位，肩锁韧带、关节囊、喙锁韧带及三角肌、斜方肌附着部位均撕裂。

（二）症状体征

（1）有明确的外伤史。直接暴力引起者在肩部受力区，可见到擦伤、挫伤和肿胀。

（2）疼痛和压痛一般限于肩锁关节，无放射痛，或在肩外展＞90°时出现疼痛或疼痛加重，上臂越上举疼痛越严重，外展 120°～180°时疼痛最明显。

（3）肩锁关节损伤程度的类型不同，症状体征也各有不同：①Ⅰ型轻度损伤者，肩锁关节局部肿胀，关节的上方及前后侧均有压痛，但喙锁间隙无压痛。关节稳定、无松弛。②Ⅱ型中度损伤者，肩锁关节疼痛、压痛和肿胀均明显，上肢各方向活动特别是做抗阻力活动时疼痛加重，喙锁间隙出现疼痛。在损伤早期，肿胀尚不严重时可发现锁骨远端高出肩峰水平，或锁骨远端在前后方向上的活动度增加。③Ⅲ型重度损伤者，疼痛、压痛、肿胀及关节功能障碍严重，上臂的任何活动均可加重疼痛。患者伤侧肩部低于健侧，而伤侧锁骨远端却明显向上隆起，喙锁间隙有明显压痛，锁骨在前后方向上活动度增加。

（4）影像学检查：Ⅰ型损伤一般无明显改变；Ⅱ型、Ⅲ型损伤时，患肢与健侧对比，可看出锁骨外侧端稍高，关节间隙稍增宽，或可发现肩峰、锁骨外端有撕脱骨折。

(三)处理方法

1.Ⅰ型轻度损伤

一般采用局部冷敷或冷却剂如氯乙烷等治疗,以减少肿胀和减轻疼痛,伤后48小时后改用热敷。

2.Ⅱ型中度损伤

一般以非手术治疗为主,目前使用较多的是固定带疗法,即肩带通过一毡片将锁骨外端下压,肘带通过一肘托将上臂上抬,横带绕过健侧胸壁连接肩带前后,以调整并保持毡片正好压在锁骨外端,防止肩带向外滑行。如果有治疗条件,可采用肩锁关节肯尼-哈沃德固定带固定。

3.Ⅲ型重度损伤

采用闭合性复位失败而转为陈旧性脱位者,应采用手术治疗。

四、胸锁关节脱位

胸锁关节脱位比较少见,其中以胸锁关节前脱位居多,但常因未及时处理变成永久性疾患。

(一)损伤机制

胸锁关节是人体最稳定的关节之一。胸锁关节脱位最常见的原因是交通事故,其次是运动性损伤。当肩部过度外展(如练双杠时失手双肩由杠间滑下),或肩端由上方受到突然的撞击,锁骨外端向下,以第一肋骨为支点使内端上翘,撕裂胸锁或肋锁韧带,将胸锁韧带拉伤或延长而发生半脱位。

偶有自发性半脱位或脱位,多发于关节松弛者或老年人关节韧带退行性病变者,以女性居多。

(二)症状体征

1.外伤史

急性损伤者有明确的外伤史,局部肿胀、疼痛。肩部活动及推压锁骨、牵拉上肢等动作,都会引起剧烈疼痛。

2.关节畸形

局部有关节畸形和压痛,锁骨内侧端明显松弛。前脱位时可见锁骨的胸骨端向前、向上方突出,患者头偏向患侧、患肩下垂;后脱位较少见,锁骨内侧端不易触及。

3.严重并发症

有严重的颈根部疼痛和深呼吸痛,可能出现胸骨后气管、食管和大血管受压征象，甚至产生窒息和休克等严重并发症。

4.影像学检查

影像学检查对诊断和鉴别诊断胸锁关节前脱位与胸锁关节后脱位，有非常重要的意义。

(三)处理方法

1.胸锁关节前脱位

患者坐位，助手站在患者背后，用膝顶其后背，双手紧握其双肩，向后、上、外方扳拉，使胸锁关节充分拉开。术者按压锁骨内端，使其脱位复位，然后在胸锁关节上方放棉垫及塔形纸垫压迫，用长宽胶布由背后经关节处斜绕胸前固定。最后用双肩"8"字绷带固定，方法同锁骨骨折，使肩部充分后伸，固定4～5周。

2.胸锁关节后脱位

患者坐位，上肢双手叉腰，术者一手推住伤侧胸壁，一手握住上臂上端向外侧牵引，即可使关节脱位整复。用双肩"8"字绷带固定，使肩胛骨及上臂稍向后伸，以维持关节整复。4～5周后可解除绷带，并注意上肢功能锻炼。

第六章　上肢骨关节损伤

第一节　肱骨近端骨折

肱骨近端骨折是指肱骨外科颈以上部位的骨折，占全身骨折的4%～5%。75%发生于老年骨质疏松的患者，25%发生于暴力损伤后的年轻人。在各种类型损伤中，肱骨近端的血供及其破坏是预测肱骨头存活可能性的关键。旋肱前动脉是肱骨头的主要供血动脉，其进入骨内的分支成为弓形动脉，为整个肱骨头供血。旋肱后动脉只供应关节面后下的一小部分，通过肩袖附着点进入肱骨头的血管同样重要。

最常见的受伤机制是摔倒时上肢伸展手扶地，这种受伤机制在老年人易引起肱骨近端骨折，儿童常致肱骨上端骨骺分离，青壮年易发生创伤性肩关节脱位，青少年肱骨近端骨折则见于高能量创伤如车祸，常为骨折脱位并伴有明显的软组织损伤和复合伤。

一、肱骨大结节骨折

(一)诊断依据

1.分类

根据致伤的暴力及合并伤可分为4种类型。

(1)无移位的单纯肱骨大结节骨折：此种骨折多为直接暴力撞击于肱骨大结节，即当跌倒时肩部外侧着地引起骨折，骨折块很少有严重移位或无移位。

(2)合并肩关节前脱位的肱骨大结节骨折：此骨折系肩关节前脱位时，大结节撞击肩胛盂前下缘所致。因大结节与肱骨的骨膜未断裂，当肩关节前脱位整复后，股骨大结节亦即自行复位。

(3)有移位的单纯撕脱骨折：此种骨折为间接暴力引起，即当跌倒时，上肢外展、外旋着地，冈上下肌、小圆肌及肩袖突然猛力收缩牵拉肱骨大结节撕脱骨折，如为完全撕脱骨折，骨折块可缩至肱骨头的关节面以上。

（4）合并肱骨外科颈骨折的大结节骨折：多为间接暴力引起，如跌倒时手或肘部着地，暴力沿上肢向肩部冲击，可引起肱骨外科颈及大结节骨折。

2.临床表现及诊断

患者伤后肩部外侧疼痛，活动上臂疼痛加重；局部肿胀、压痛，上臂外展受限，根据外伤史、临床表现及X线检查即可诊断。

（二）治疗

1.无移位的肱骨大结节骨折

不需特殊处理，用三角巾悬吊患肢2周即可，并尽早加强患肢功能锻炼。如合并肩关节前脱位者，肩关节整复后，大结节骨折亦复位者，可按肩关节前脱位治疗。

2.有移位的肱骨大结节骨折

如合并肱骨外科颈骨折，可按肱骨外科颈骨折复位固定处理如肱骨大结节骨折块向上移位至肱骨头以上，影响肩关节外展功能者，必须进行骨折复位固定治疗。骨折复位固定治疗的方法为：①患者坐位，在局部血肿内麻醉下，患肢上臂外展90°、外旋60°、前屈40°位；②将患肢放于外展架上，术者用拇指将冈上肌向肱骨大结节方向推压迫使骨折块复位；③复位良好者用石膏条将外展架及患肢固定4周。

（三）病情观察

观察患肢有无麻木感，患处有无局部肿胀、瘀斑、压痛、骨折断端移位情况；观察肢体末端循环情况。

（四）注意事项

1.医患沟通

（1）骨折的愈合和康复是一个长期过程，应当向患者及家属耐心解释。

（2）患者功能锻炼是一个循序渐进的过程，医患沟通时要向患者交代功能锻炼的要点。

2.经验指导

（1）如有移位的肱骨大结节骨折，手法复位失败，或大结节骨折被拉至肱骨头的上方时，均应行切开复位内固定治疗，一般用肩前内侧切口，暴露肱骨小结节及结节间沟，将上臂外旋外展，并用巾钳将大结节夹住向下牵拉，使之复位，用螺钉固定,逐层缝合伤口,术后用外展架固定,并加强患肢功能锻炼。

(2)切开复位内固定的患者术后伤口保持干净,观察伤口愈合情况,加强局部换药等处理,预防和避免伤口感染。

二、肱骨外科颈骨折

肱骨外科颈位于解剖颈下 2～3 cm,胸大肌止点以上。此处由松质骨向密质骨过渡且稍细,是解剖上的薄弱环节,骨折较为常见,各种年龄均可发生,老年人较多。肱骨外科颈骨折移位多较严重,局部出血较多,应高度重视。

(一)诊断依据

1.伤因及类型

此骨折多为间接暴力导致,如跌倒时手或肘着地,暴力沿肱骨向上传导冲击引起骨折;肩部外侧直接暴力亦可引起骨折。

(1)裂纹型骨折:即由直接暴力所致。

(2)外展型骨折:由于跌倒时上肢外展位所致,并使骨折远侧段呈外展,近侧段相应的内收,形成两骨折断端向外成角移位,且常有两骨折断端互相嵌插。

(3)内收型骨折:跌倒时上肢内收位,使骨折远侧段内收,近侧段相应的外展。形成两骨折断端向内成角移位,两骨折断端内侧常有互相嵌插。

(4)肱骨外科颈骨折合并肩关节前脱位:多为上肢外展外旋暴力导致肩关节前脱位,暴力继续作用,再引起肱骨外科颈骨折。

2.临床表现及诊断

根据患者的受伤史、肩部疼痛、肩部活动加重疼痛、肱骨大结节周围压痛明显、肩部 X 线检查即可确诊且可显示骨折。

(二)治疗

肱骨外科颈骨折较易愈合,因为近肩关节,所以固定不应过久,要早期功能活动,以防肩关节活动受限。

裂纹骨折用三角巾悬吊 2～3 周,然后即开始功能练习。嵌插骨折或外展型骨折移位少可不必复位,局部用石膏超关节固定 2～3 周,在无痛范围内早期活动。有移位的骨折尤其是内收型骨折必须复位,以恢复肩关节的外展功能。复位后固定 3～4 周。如果骨折完全移位且不稳定,手法整复失败或治疗较晚已不能手法复位,应及时切开复位,并用钢板螺钉等内固定。术后伤肘用三角巾悬吊胸前 3 周,进行早期功能练习。

有血管神经损伤，应做切开复位内固定。一般选用交锁髓内针固定或加压钢板固定。

三、病情观察

观察肱骨干骨折的专有体征，畸形、骨擦音、反常活动，是否合并有血管、神经的损伤，固定后注意观察患肢末端循环。

四、注意事项

（一）医患沟通

（1）骨折的愈合是一种长期的过程，此过程中需患者的密切配合，故医患沟通时要多做骨折愈合方面的知识宣传。

（2）大多数的复位只要求达到功能复位即可，所以医患沟通时要讲清功能复位与解剖复位的优缺点，取得患者的共识，以免日后的医患纠纷。

（3）对于患者的功能锻炼，要指导患者遵循循序渐进的原则，科学地进行康复训练。

（4）对于合并有神经、血管损伤的病例，与患者交代病情时，要做客观性的描述，对于神经、血管损伤后是否有并发症不做肯定与否定的回答。尽量只对目前患者受损伤的情况做解释。

（5）诊疗方案要积极与患者交流，以期取得患者的理解和支持，减少发生纠纷的可能。

（二）经验指导

肱骨干骨折非手术治疗或手术治疗常能获得良好效果，但骨不连和畸形愈合仍有相当比例。髓内针或加压接骨板内固定术均可发生桡神经损伤，只不过前者发生率低些。国外研究发现，上、中段肱骨干骨折多主张做髓内针固定，因其极少损伤桡神经；下段肱骨干骨折多采用加压接骨板内固定。对于手术引起的桡神经麻痹，多能自行恢复。用闭合穿髓内针治疗，手术创伤小，操作时间短，不剥离骨膜，有利于骨折的愈合。加压接骨板内固定，能使骨折获得牢固固定，但手术显露范围大，伤口感染率高于髓内针固定，而骨折愈合率并不高于髓内针固定。

第三节 肱骨髁上骨折

肱骨髁上骨折系指肱骨远端内外髁上方骨折。以小儿最多见，占小儿四肢骨折的3%～7%，肘部骨折的30%～40%，其中伸直型占90%。多发年龄为5～12岁。

当肱骨髁上骨折处理不当时容易引起缺血性肌挛缩或肘内翻畸形。虽然各种治疗方法都有改进或提高，使危害严重的缺血性肌挛缩（Volkmann contracture）已明显减少，但是肘内翻畸形发生率仍然较高，治疗时必须加以注意。

一、诊断依据

（一）损伤机制和骨折类型

肱骨髁上骨折多发生于运动伤、生活伤和交通事故，系间接暴力所致。各个类型骨折损伤机制不尽一致，通常将骨折分为伸展型、伸展尺偏型、伸展桡偏型和屈曲型。

1.伸展型

跌倒时，肘关节呈半屈状手掌着地，地面的反作用力经前臂传导至肱骨下端；在肱骨髁上部骨折，骨折的近侧端向前移位，远侧端向后移位。骨折线方向由后上至前下方斜形经过。移位严重者，骨折近侧端常损伤肱前肌并对肱动脉造成损伤。骨折近侧端引起神经损伤多为正中神经、桡神经。

2.伸展尺偏型

外力自肱骨髁部的前外侧，肱骨髁受力作用，使肱骨髁上骨折的远侧端向尺侧和后侧移位。内侧骨质可能部分被压缩，外侧骨膜有时尚完整。此类骨折的内移和内翻的倾向性大，骨折移位时必须加以整复，以避免肘内翻畸形。

3.伸展桡偏型

外力自肱骨髁部的前内侧，骨折后，远侧骨折断端向桡侧和后侧移位。此类骨折不易发生内翻畸形。

4.屈曲型

多系肘关节屈曲位，肘关节后方着地，外力自下而上，尺骨鹰嘴直接撞击肱骨部，使之髁部骨折。骨折远侧端向前移位，近段骨端向后移位。骨折线自前上方斜向后下方。

(二)临床表现

肘关节肿胀,功能障碍,压痛明显,限于肱髁部。肘关节骨性标志为倒等腰三角形保证正常,可触及骨摩擦感和异常活动。

(三)检查及诊断

X 线征象通常比较明显,但应与肱骨远端全骨骺分离相区别。

二、治疗

(1)对无移位或移位小不影响功能的肱骨髁上骨折,可用三角巾固定,移位明显者需行手法复位和石膏固定。

(2)伸直型骨折复位时,用对抗牵引解决重叠移位,同时必须将骨折远端推向桡侧,防止肘内翻。复位后石膏固定,肘关节屈曲 90°。固定后应密切注意末梢血运、手指的感觉和运动情况。手法复位不成功或因骨折部肿胀和水疱严重无法进行复位,可行前臂皮牵引或尺骨鹰嘴部骨牵引,经垂直牵引复位。如上述疗法失败,或为陈旧性移位骨折,或疑有血管、神经断裂者,应及时切开探查,复位固定。

(3)屈曲型骨折治疗原则与伸直型相同,但复位的方向相反。复位后,用石膏托固定,肘关节置于半伸位或伸直位;1 周以后改为功能位。

三、病情观察

(1)术后患肢应长臂石膏托固定屈肘 90°,抬高患肢,促进静脉回流,鼓励患者手部主动屈伸活动,注意远侧末梢循环。

(2)骨折早期,即应密切观察患肢有无血管、神经损伤征象。及时复位、稳定骨折断端,减少患肢肿胀,改善患肢血运。必要时应予手术探查,切开复位内固定。

四、注意事项

(一)医患沟通

(1)骨折的愈合是一种长期的过程,此过程中需要患者的密切配合,故医患沟通时要多做骨折愈合方面的知识宣传。

(2)对于患者的功能锻炼,要指导患者遵循循序渐进的原则,科学地进行康复训练。

(3)对于合并有神经、血管损伤的病例,与患者交代病情时,要做客观性的描述，对于神经、血管损伤后是否有并发症不做肯定与否定的回答。尽量只对目前患者的受损伤的情况做解释。

（4）诊疗方案要积极与患者交流，以期取得患者的理解和支持，减少发生纠纷的可能。

（二）经验指导

（1）术后应常规应用抗生素以预防、控制感染。术后 10～12 天伤口拆线。

（2）维持石膏托外固定约 4 周，解除外固定后，主动进行肩肘关节活动。

（3）骨折复位，力求减少创伤，对位对线良好，固定装置稳妥、可靠。

（4）肱骨髁上骨折经过正确的手术复位外固定或切开复位内固定，大多数能获得良好的肘关节功能。若未及时治疗或骨折整复不良，将遗留并发症。肘内翻最常见，其发生率较高，可达 20%以上。肘内翻畸形不严重，对生活工作无明显影响者不必矫正，若肘内翻＞15°者，应行肱骨下段截骨矫形术。缺血性肌挛缩是肱骨髁上最严重的并发症，发生率占 0.5%，一旦发生，后果严重，疗效差。肱骨髁上骨折多为闭合性损害，所造成的神经损伤一般多为挫伤，神经断裂者少见，在骨折获得正确对位后，多能自行恢复，时间为 1～3 个月。少数病例神经完全恢复需 6 个月左右。若上述时间内，神经仍未恢复，临床检查该神经所支配的感觉运动完全丧失，肌电图检查失神经支配，应手术探查视神经损伤情况，行粘连松解或神经吻合术。

第四节　肱骨髁间骨折

肱骨髁间骨折是青壮年严重的肘部损伤之一。但 50～60 岁的患者也时常可见。由于损伤程度的差异，以及所采用的治疗措施是否合宜，其最终结果往往显出很大的不同。无移位的髁间骨折不需特殊处理，但必须保持骨折的稳定，经适当时间的制动及功能练习后，肘关节的屈伸活动多可恢复。错位型的肱骨髁间骨折，多有骨折块的旋转及关节面的严重损伤，对这种类型骨折的治疗，各家意见颇不一致。非手术疗法往往不能得到满意的骨折复位。在某些病例中，手术疗法可得到理想的骨折复位，功能恢复良好，但必须具备一定的条件。究竟采用什么方式治疗这种骨折最好，仍然要取决于患者的情况及医疗条件。

一、骨折类型

导致肱骨髁间骨折的外力相当复杂，骨折的类型也是多种多样。既往曾将骨折分为屈曲型及伸展型，但这种骨折的分型与治疗方法的选择并无明显的关系。Muller 等(1979)也提出了一种分类方法(AO 分类)，主要根据骨折是否涉及髁上部位及骨折的粉碎程度进行区分，具体方法是将肱骨远端骨折分为 A、B、C 3 型，其中 C 型为肱骨髁间骨折：C1 型为"T"形骨折伴移位；C2 型为干骺端粉碎，髁间为简单骨折；C3 型为干骺端与髁间均为粉碎性骨折。

临床上一般根据骨折移位程度，特别是关节内骨折的移位程度预测预后。影响功能恢复的最重要因素是关节内骨折的移位程度和粉碎程度，若关节内骨折畸形愈合或不愈合，则临床疗效很差。髁上部位的骨折也是一个问题，一旦骨折获得愈合，有某种程度的移位或成角畸形也可以接受。根据骨折的移位情况而将其分为 4 型：Ⅰ型骨折无分离及错位；Ⅱ型骨折有骨折块的轻度分离；Ⅲ型骨折时，内及外髁均有旋转移位；Ⅳ型骨折时关节面有严重破坏。这种分类法对治疗方式的选择提供了一定的依据。但其对错位型骨折的描述并不十分详尽。从现有的临床资料观察，虽然骨折的形状很复杂，但还是有一定的规律性。根据外力的作用方向和骨折的移位情况及形状，可将错位型肱骨髁间骨折分为伸直内翻型及屈曲内翻型两大类骨折。

(一)伸直内翻型

肘伸直位受伤，伴有明显的肘内翻应力作用，骨折块向尺侧及后方移位，依损伤程度而将其分为 3 度。

1.Ⅰ度骨折

外力沿尺骨传导到肘部，尺骨鹰嘴半月切迹就像一个楔子嵌入肱骨滑车而将肱骨髁劈裂。内翻应力仅将骨折远段及前臂移向尺侧。髁间的骨折线偏向内侧并向内上方延续。内上髁及其上方的骨质完整。

2.Ⅱ度骨折

Ⅱ度骨折也是伸直内翻应力致伤，但内翻应力较Ⅰ度损伤时大，致使在内上髁上方有一个蝶形三角骨折片，但它并未完全分离，其骨膜仍与肱骨下端内侧骨膜相连。它的存在不利于骨折复位后的稳定。

3.Ⅲ度骨折

内翻应力较Ⅰ度及Ⅱ度时更大，内侧的三角形骨折片已完全分离。即使将其复位也难于维持其稳定。由于肘内侧结构的缺陷而极易导致骨折断端向内倾斜，是导致晚期发生肘内翻的一个因素。

(二)屈曲内翻型

肘关节在屈曲位受伤，同时伴有肘内翻应力，骨折块向尺侧及肘前方移位，依据损伤程度也将其分为3度。

1. Ⅰ度骨折

Ⅰ度骨折有两种不同的表现。一种为肘在屈曲位受伤，尺骨鹰嘴从后向前将肱骨髁劈裂，同时屈曲应力致使在髁上部又发生骨折。其特点为肱骨髁关节面较完整，髁上部骨折线较高且呈横断状，是典型的T形骨折表现。另一种为屈曲及内翻应力共同致伤者，骨折形状类似于伸直内翻型的Ⅰ度骨折，但骨折块移向肘前方。

2. Ⅱ度骨折

Ⅱ度骨折也是屈曲及内翻应力共同致伤者，其表现和伸直内翻型的Ⅱ度类似，但骨折块也是向肘前方移位。

3. Ⅲ度骨折

致伤外力与前者相同，与伸直内翻型Ⅲ度骨折类似，但内侧三角形骨折片的形状不如伸直型Ⅲ度骨折典型，骨折块也是处在肘前内侧。绝大部分的肱骨髁间骨折都可纳入这两种类型的损伤之中。但因致伤外力的复杂性，尤其是还有直接外力致伤者，故而骨折的类型可能很特殊，但这仅是很少一部分。

二、治疗

肱骨髁间骨折的治疗方法很多，而要得到优良的结果，其关键在于掌握好各种方法的适应证及正确的操作技术。

(一)闭合复位外固定

闭合复位外固定适用于内、外髁较为完整及轻度分离而无明显旋转者。在良好的麻醉下，在上臂及前臂行牵引及反牵引，待肱骨下端与髁的重叠牵开后，再从肘的内及外侧同时向中间挤压两髁，此时内、外髁的分离及轻度旋转即可矫正。透视后如果复位满意即可用长臂石膏前后托制动，2周后再更换一次石膏。肘部的屈曲程度不能单纯依靠是屈曲型还是伸直型而定，更要在透视时观察在何种位置最稳定。制动时间为4～5周，去除制动后再逐渐练习肘关节的屈伸活动。至于无移位的骨折则仅维持住骨折不再移位即可，可用石膏托或小夹板制动4周。

(二)切开复位内固定

在医疗设备条件及技术条件都具备的情况下,对有移位的肱骨髁间骨折行切开复位内固定手术可得到满意的结果。切开复位内固定的目的是使肱骨远端关节面及鹰嘴窝获得良好的解剖学复位及坚强的固定,同时尽量减少对软组织的损伤,使肘关节在术后尽早进行主动活动。所以,对于大部分C型骨折,推荐使用经鹰嘴截骨入路,显露充分,软组织损伤小。解剖复位、巾钳或克氏针临时固定后,采用垂直放置架双钢板(推荐解剖型钢板)固定双柱,其中外侧柱尤其重要,一般首先固定。1～2枚拉力螺钉穿过滑车旋转轴(最好通过钢板钉孔)。使得内外侧柱和滑车形成一稳固的三角形结构。其他类型的骨折根据三角形结构的破坏情况可适当简化。关节面游离骨片必须逐一复位,Herbert螺钉或可吸收软骨钉逐一固定,注意固定物不得影响鹰嘴窝。注意保护尺神经,往往需要游离前置。一般不推荐做内固定取出,除非有松动或有刺激症状。若患者拒绝鹰嘴截骨,三头肌腱膜瓣入路也可以采用,但术后不能尽早主动活动。三头肌双侧边缘入路不能充分显露滑车关节面,仅适用于简单骨折(如Y形骨折)。损伤的肌腱或韧带附着点需一并重建,尤其是外上髁部位。

(三)尺骨鹰嘴牵引加闭合复位

伤后未能及时就诊或经闭合复位而未成功者,肘部肿胀严重,皮肤起水疱等,此种情况不宜再次手法复位及应用外固定,可行床边尺骨鹰嘴牵引,待肱骨髁和骨折近端的重叠牵开后再做两髁的手法闭合复位。其后可用夹板或大的巾钳夹持住内髁及外髁以维持复位。待3～4周后去除牵引再逐渐练习关节的屈伸活动。

(四)切开复位内固定术的并发症

应当指出,切开复位内固定术后所发生的并发症大多数和手术操作不当有关。有些是可以避免的,而随着操作技巧的不断熟练,并发症的发生应该是越来越少的。

1.手术后感染

手术后感染是切开复位内固定术后最严重的并发症,特别是感染已波及关节内时。表浅的感染对预后无明显影响。感染的原因是多方面的,但和手术操作困难及时间过长等关系较大。因有内固定物的存在,故感染不易控制,伤口经久不愈,有时需将内固定物取出并彻底清创,伤口方可渐愈。

2.骨折不愈合

切开复位内固定需要良好的切口显露。因此,切口长、组织剥离广泛,内、外髁附着的软组织有时也需做范围较大的剥离。这对骨折块的血运会有进一步的影响。但实际上很少会发生骨折不愈合,而不愈合的发生往往和内固定达不到要求有关,如骨折复位欠佳而遗有较大的骨折缝隙或固定不甚牢固而又做了早期关节活动以及感染等。

3.肘内翻畸形

无论用切开复位还是闭合复位治疗此种骨折都易发生肘内翻,特别是在Ⅲ度骨折中。闭合复位后内侧潜在的不稳定在骨折愈合过程中就会逐渐显示出其作用,而导致携物角减小甚或明显的内翻畸形。在切开复位时,由于三角形骨折片较小而固定困难,在复位及固定过程中就可能使携物角减小。加之固定又不甚牢固,在术后行关节功能练习时即可导致进一步的移位而发生明显的肘内翻畸形。

4.关节周围异位骨化

复位内固定虽然需要广泛的组织剥离,但很少发生关节周围的异位骨化而导致功能障碍者。如果手术拖延至伤后2～3周进行,则很易发生骨化而引起功能恢复不良。粗暴的被动康复活动是导致异位骨化的原因之一。国外文献报道的异位骨化发生率高于国内。吲哚美辛有一定的预防效果。

三、病情观察

骨折早期,即应密切观察患肢有无血管、神经损伤征象。及时复位、稳定骨折断端,减少患肢肿胀,改善患肢血运。必要时,应予以手术探查,切开复位内固定。

四、注意事项

(一)医患沟通

(1)骨折的愈合是一种长期的过程,此过程中需患者的密切配合,故医患沟通时要多做骨折愈合方面的知识宣传。

(2)对于患者的功能锻炼,要指导患者遵循循序渐进的原则,科学地进行康复训练。

(3)对于合并有神经、血管损伤的病例,与患者交代病情时,要做客观性的描述,对于神经、血管损伤后是否有并发症不做肯定与否定的回答。尽量只对目前患者的受损伤的情况做解释。

(4)诊疗方案要积极与患者交流,以期取得患者的理解和支持,减少发生纠纷的可能。

(二)经验指导

(1)术后应常规应用抗生素以预防、控制感染。术后 10～12 天伤口拆线。

(2)维持石膏托外固定约 4 周,解除外固定后,主动进行肩肘关节活动。

(3)骨折复位,力求减少创伤,对位对线良好,固定装置稳妥、可靠。

第五节　尺骨鹰嘴骨折

尺骨鹰嘴骨折是肘部常见损伤,成人多见,除少数尺骨鹰嘴尖端撕脱骨折外,大多数患者的骨折线波及半月板关节面。由于肘关节伸、屈肌的收缩作用,骨折很容易发生分离移位。因此,在治疗时,恢复其关节面的正常解剖对位和牢固固定、早期活动关节是获得良好功能的重要措施。如果关节面对合不整齐,日后可能引起创伤性关节炎,导致关节疼痛和功能受限。

一、诊断依据

(一)损伤机制

尺骨鹰嘴骨折的损伤可因间接暴力导致。当跌倒手掌着地时,肘关节呈半屈状。肱三头肌猛烈收缩,即可将尺骨鹰嘴造成撕脱骨折;或在肘部着地时,肱骨下端直接撞击尺骨半月切迹关节面和肱三头肌向相反方向的牵拉,致鹰嘴骨折,更有甚者可造成肘关节前脱位伴鹰嘴骨折。

直接暴力打击所造成的骨折,可能是粉碎性骨折。只要在骨折发生的瞬间,肌肉收缩力量不是很强烈,骨折移位并不明显。尺骨鹰嘴骨折后,其正常解剖关系遭受破坏,骨折近侧段和远侧段骨折断端分别受到附着的伸、屈肌收缩牵拉作用,失去了生物力学的平衡。止于尺骨近端喙突的肱肌和附着尺骨鹰嘴的肱三头肌,分别是肘关节伸、屈运动的动力,尺骨鹰嘴关节面侧为压力侧,鹰嘴背侧为张力侧,在两者之间是中性轴,既无压力也无张力。骨折后,通常以肱骨远端(滑车部)为支点,致骨折背侧张开或分离。这种骨折的应力特点是治疗中的注意点。

(二)临床表现

尺骨鹰嘴背侧表浅,骨折后局部肿胀明显。由于肘关节内积血,使肘关节两侧肿胀,隆起。压痛比较局限,有时可触及骨折线。肘关节呈半屈状,伸屈功能障碍。

(三)检查及诊断

X线片可见明显骨折,分析骨折类型和移位程度。

二、治疗

任何治疗方法的治疗结果,应达到伸肘有力而稳定、屈伸范围良好及对合优良的关节面。常用的治疗方法如下。

(一)功能位制动

对无移位的各种类型骨折,以后石膏固定于伸肘或半伸肘位3周,去制动后开始练习肘关节活动。

(二)切开复位内固定

有移位的横断或斜行骨折,应尽量采用切开复位。内固定方法有多种,视骨折类型而选用,松质骨螺钉或双皮质骨螺钉固定较常用。因复位满意,固定牢靠,在术后1～2周,即可练习肘关节活动。钩形钢板或张力带钢丝"8"字缝合固定,则适用于粉碎骨折,可免除外固定早期活动。

(三)骨折块切除及肱三头肌腱成形术

骨折粉碎严重,冠状突与半月切迹远端完整,可行骨折块切除,但肱三头肌腱止点处应保留一层骨皮质,以利于其和远端断面缝合。如不能保留一层骨皮质,则可将肱三头肌腱向下翻转固定到远端钻孔内。切开复位或骨折块切除者,一般固定于伸肘位,时间宜短,3～4周即去除外固定,主动练习肘关节屈伸活动。

三、病情观察

(1)手术之前观察的内容包括患者的骨折局部情况和全身情况。

(2)有伤口的患者注意观察局部有无渗血、渗液,注意观察患者的生命体征变化。

(3)术后主要观察患者的生命体征变化,伤口有无渗血、渗液,切口周围有无红肿等感染征象,患肢肿胀情况、肢体末梢血液循环状况如何。

四、注意事项

(一)医患沟通

(1)平时应当多和患者及其家属进行交流,应当及时告知患者家属患者的诊断、前一阶段的检查和治疗情况、下一步的诊疗计划。骨折的愈合和康复是一个长期过程，应当向患者及家属耐心解释。

(2)手术之前交代拟行的手术方案，说明手术当中和术后可能发生的危险和并发症，应当尽量做到全面，避免遗漏，征得患者及其家属的同意并签字为证。

(3)手术过程中如果改变方案，应当及时通知患者家属或委托人，征得同意后方可实施变更计划，并记录在案，并要有家属或委托人签字。严重肢体损伤易发生坏死，临时决定截肢的患者必须征得患者家属或其委托人的同意。

(4)手术之后、各种治疗过程当中出现的并发症以及相应的处理方案，应当及时告知患者及其家属。

(5)作为医护人员要做好医患沟通，在当前技术还不能完全防止术后并发症时，建立良好的医患关系是减少医患纠纷的最好方法之一，良好的医患关系是建立在良好的医患沟通基础上的，患者的康复是医患沟通的基石。

(二)经验指导

(1)在尺骨鹰嘴骨折治疗中，恢复和重建尺骨滑车切迹的弧度非常重要，若复位后关节面的台阶＞2 mm，就会造成术后肘关节功能不良，并导致创伤性关节炎的发生。

(2)尺骨鹰嘴近端对维持关节的稳定性至关重要。

(3)术后的轻度活动受限和尺神经刺激症状多可自行恢复，无须特殊处理。

第六节　前臂双骨折

一、诊断标准

(1)疼痛，肿胀，骨折移位时前臂畸形，出现反常活动，前臂旋转和手活动受限。

(2)在X线片上，骨折线通常为横形或短斜形，在高能量损伤后，骨折常为粉碎或多段，并伴有较重的软组织损伤。拍X线片时要包括肘关节和腕关节，以排除或发现合并的关节内骨折或脱位。

二、治疗原则

前臂双骨折治疗的关键是恢复前臂的旋转功能。前臂的旋前和旋后活动都达到 50°或以上，患者才能适应绝大多数日常生活。

(1)对于无移位者，可以用长臂管形石膏固定 8～10 周，骨折愈合后拆除石膏进行功能锻炼。固定石膏期间要定期复查，前臂消肿后要更换石膏以免骨折移位。发现骨折明显移位时需要手术治疗。

(2)有移位者应手术切开复位，接骨板固定。尺骨干相对较直，有时可以用髓内针固定。若固定牢固，术后不需要外固定。麻醉恢复后，即可进行肘、腕和手的功能锻炼。

第七章 髋部骨关节损伤

第一节 骨盆骨折

骨盆骨折主要由于轧碾、砸压、撞挤及高处坠落的损伤所致，多系闭合伤；也可因肌肉剧烈收缩而发生撕脱骨折；也有因外来器物直接击打骨盆而致的开放伤。

一、骨盆骨折分类

从解剖结构的稳定性及治疗观点上可分为以下几种。

(一)稳定性骨折

骨盆环的骨折未影响骨盆稳定性。

1.前弓(联结弓)的骨折

前弓(联结弓)的骨折主要包括耻骨支坐骨支的骨折，由于其未破坏后弓(承重弓)的稳定性，故一般无须手术，卧床休息即可痊愈。

2.撕脱骨折

髂前上棘、髂前下棘、坐骨结节等处的撕脱骨折，对骨盆稳定无影响，若在肌放松位置上即可治疗。而对于髂前上棘及髂前下棘的较远撕脱骨折由于力的原因可行手术固定。

3.未经过承重弓的髂翼骨折

常为直接打击所致，一般无移位，但出血较多。

(二)不稳定性骨折

前弓和后弓均发生损伤并移位，或有后弓的贯通性骨折。

(1)骶髂关节脱位：①经耳状关节与韧带关节脱位；②经耳状关节与骶骨1、

2侧块骨折脱位;③经耳状关节与髂翼后部斜形骨折脱位。

(2)骶髂关节韧带损伤:前弓骨折+骶髂关节前或后韧带损伤而致骶髂关节间隙张开。

(3)髂翼后部直线骨折。

(4)骶骨纵行贯通骨折(一般多为骶孔骨折)。

根据髂骨翼是否有内外翻情况,又可将不稳定性骨折另分一亚型,以便更能说明情况。①压缩型:髂翼内翻。②分离型:髂翼外翻。③中间型:前后弓均发生骨折,骨盆无明显变形。

二、临床表现

(一)全身表现

全身表现主要与受伤情况、骨折本身的严重程度、并发症等的不同而不同。一般低能量损伤或仅仅是联接弓的损伤,骨盆的稳定性较好,局部疼痛也较轻微,有的患者甚至能够自行行走,如耻骨支骨折、髂骨翼骨折等。同时,其本身合并症及并发症也较少或轻;而高能量及承重弓的损伤,常常造成严重的合并症及并发症,患者常有头胸腹部的损伤和盆腔脏器如血管、神经、尿道及结肠的损伤,患者一般情况差,生命体征不稳定,疼痛剧烈,并可能有肛周及泌尿系统的障碍。

(二)局部表现

一般情况下,通过盆部外观很难观察到骨盆骨折的具体位置,对于严重的承重弓的损害可通过髂骨翼的张开或关闭表现而了解骨盆损伤严重,但并不能确定骨折的部位。同时,由于盆部肌肉较厚,一般很难从外观上看到青紫肿胀等皮肤表现,而且由于患者的剧烈疼痛而使得体检非常困难且不人道。所以,对骨盆损伤的患者,除多进行观察骨盆外形外,简单做一些必要的体检,如骨盆挤压分离试验、肢体的主被动活动、“4”字试验、髂骨高度的测量、下肢的长短等以外,还要多进行放射学检查,这样常可避免烦琐体检的再损伤。

三、诊断要点

(一)询问外伤史及症状

询问时间、受伤方式、受伤原因、意识情况、大小便情况、伤后处理情况、用药情况。女性尚需询问月经妊娠情况。

(二)体格检查

体格检查包括生命体征检查、除骨盆局部外的其他体格检查、骨盆检查和并发症检查(尿道、膀胱、直肠等)。

(三)影像学检查

X线检查作为筛选和较轻骨折检查,提供原始材料。CT水平横截面图和重建图最佳,DSA可了解血管损伤情况。综合以上材料,可以对骨盆骨折进行准确的判定,同时进行分型,指导下一步的治疗。

四、并发症

(一)出血性休克

失血主要来源于骨折断端出血、骨盆壁及邻近软组织撕裂出血、盆腔内脏器破裂出血、骨盆内血管破裂出血(主要与静脉丛出血有关)。

诊断要点:一般状况为出血体征,局部表现为下腹部及腰部、大腿上部的青紫血肿,有的甚至可发现小腹膨隆、血性腹膜刺激征。注意与腹腔脏器破裂的鉴别。

(二)泌尿系统的损伤

主要损伤尿道和膀胱,大部分为骨盆环前部骨折引起,但要注意后尿道损伤,由于其位置深而常被忽略。

诊断要点:注意尿道外口是否有血液溢出,有尿而不能排出,膀胱不充盈而下尿管后无尿且下腹疼痛、下尿管困难等。加尿道造影可确诊。

(三)直肠损伤

直肠自 S_3 开始,约12 cm沿骨盆壁接乙状结肠至肛管,为间腹膜器官,一般难以损伤。而在骶骨或承接弓部分及坐骨向内骨折刺入,较深时开始难以确定。一般通过肛门是否有血迹溢出,肛门指诊有指套带血,患者有里急后重感、腹痛剧烈、腹膜刺激征阳性可诊断。

(四)神经损伤

很少见,大部分为骶骨损伤所致的骶神经和尾神经受损而造成的会阴部感觉及排泄困难,同时也要注意坐骨切迹处的骨折所致的坐骨神经及闭孔神经的损害。

(五)女性生殖道损伤

更为少见,一般为严重骨盆骨折所致,通过阴道口是否有血迹,指诊指套是否带血等可诊断。同时可用窥器观察,B超检查子宫判定是否损伤。

五、治疗

(一)首先需及时治疗严重的合并伤

(1)发生休克者,应迅速输液输血,以恢复血容量。

(2)有内脏破裂、腹膜炎者,应行开腹手术处理。

(3)尿道不全断裂者,可插入导尿管,并留置2~3周。

(4)尿道全断裂移位者,需行尿道会师手术置入导尿管。

(二)骨盆骨折的处理

(1)骨折无移位或骨盆环无断裂骨折者,卧硬板床休息3~4周,然后可逐渐离床活动。

(2)骨盆环骨折有移位者,可行手术治疗或牵引。

(3)髂骨翼骨折,不必强求复位。髂前上棘撕脱骨折,卧床时应屈曲双胫以利于骨愈合。如有条件,可行手术治疗。

(4)骶髂关节脱位早期未能整复、已并发创伤性关节炎者,可考虑骶髂关节融合术。

(5)骨盆骨折合并髋臼骨折者,多行切开复位内固定术。

六、病情观察

(1)对于骨盆骨折需密切观察生命体征,积极防治休克。

(2)软组织肿胀患者,注意观察皮肤有无张力性水疱形成。

(3)石膏固定患者注意查看固定是否合适:太松达不到固定的效果,太紧则会影响末梢血供。

(4)应定期复查X线片,观察骨折愈合情况,内固定有无松动、脱出。

七、注意事项

(一)医患沟通

平时应当多和患者及其家属进行交流,应当及时告知患者家属患者的诊断、前一阶段的检查和治疗情况、下一步的诊疗计划。

(二)经验指导

(1)术后需卧床休息并及早进行功能锻炼,可采取主动、被动相结合,循环渐进的方法,在医师的指导下,帮助患者进行功能锻炼。日训练总量应在2小时左右,训练过程中应注意心肺功能的变化。一般在伤后或术后6~8周,指导患者扶拐行走;12 周后,X 线检查显示骨折愈合后方能负重行走。另需嘱患者进食高蛋白、高脂肪、高糖、高热量、高钙、高锌、高铜的食物,以利于骨折修复和机体消耗的补充。同时,口服补肝肾、壮筋骨的中药,促进骨折愈合。

(2)鼓励患者大量饮水,维持每天尿量在 1 500～2 500 mL。留置导尿管期间,应注意严格无菌,定时排空膀胱,每天做膀胱冲洗,以便于将膀胱内积存的沉渣冲出,避免形成栓塞和感染。

(3)患者长期卧床,呼吸功能练习少、呼吸肌肉无力、呼吸道分泌物增多、痰液黏稠且不易咳出,容易发生肺部感染。应鼓励患者通过吹气球方式做深呼吸练习,做扩胸动作,定时雾化吸入,并鼓励患者咳嗽、咳痰,必要时用器械吸出痰液。

(4)患者长期卧床,胃肠道蠕动减慢,容易出现腹胀和便秘。可鼓励多饮水,多食含维生素丰富的蔬菜和水果,经常给予腹部按摩,必要时服用缓泻剂或进行灌肠治疗。

(5)并发症的伴发伤的治疗甚至较骨盆骨折本身的治疗更为紧急和重要。

(6)髋臼骨折常需做 CT 检查方可明确诊断。

第二节 髋关节脱位

一、髋关节后脱位

(一)诊断标准

1.临床表现

有明确的外伤史,尤其是髋关节在屈曲或屈曲内收而发生车祸时。髋痛、主动活动丧失,被动活动时疼痛加剧。髋关节处于屈曲、内收、内旋畸形,下肢缩短。股骨头上移、大粗隆位于 Nelaton 线后上方。当合并髋臼后壁骨折时,股骨头可卡在骨折处而使下肢外观不典型。

2.影像学检查

摄双髋关节 X 线正位、患髋髂骨斜位及闭孔斜位片,可确诊髋关节后脱位,同时可发现或除外髋臼、股骨头及相邻部位的骨折。

(二)治疗原则

(1)髋关节脱位应尽早复位,以利于髋关节周围软组织修复和防止股骨头缺血坏死。如在麻醉后不能复位或整复后不能维持股骨头与髋臼的正常同心圆位置，常表明有软骨块或软组织嵌顿，应切开复位。

(2)复位后处理：立即摄X线片证实，有时可发现由于复位造成的骨折或术前未发现的骨折。复位后，应行皮肤牵引2周，间断行关节外展及半屈曲活动，利于营养关节软骨。在关节活动恢复并无不适时，开始逐渐负重。

二、髋关节前脱位

(一)诊断标准

(1)有明显外伤史，特别是外展位时。

(2)当脱位至髋臼上方(髂前棘或耻骨型)时，患肢较健侧长，髋关节处于外旋位畸形。在髂前上棘或腹股沟处可触摸到股骨头。当脱位至髋臼下方(闭孔或会阴型)时，髋关节处于外展外旋及不同程度的屈曲位畸形。在闭孔处可触摸到饱满。大粗隆均在Nelaton线前方。

(3)髋部X线片可确诊。

(二)治疗原则

1.无移位骨折

卧床，患肢牵引下可轻微活动以利于营养软骨，逐渐增加活动度直到关节活动良好。之后，扶拐保护下逐渐负重。牵引一般维持8周左右。

2.髋关节骨折脱位

在髋臼骨折但与股骨头匹配良好的情况下，行骨牵引8周后，扶拐下地活动但不负重，直到骨愈合，开始逐渐负重。髋臼骨折与股骨头不匹配时，髋臼骨折经牵引不能满意的复位，可考虑切开复位，骨块足够大时，行内固定。术后骨牵引4～6周同时活动髋关节，之后扶拐下地，逐渐负重。骨块小不能行内固定的，切除骨块行骨牵引8～10周后扶拐下地，部分负重，这种情况关节功能很差，一般需行关节置换。

第八章　下肢骨关节损伤

第一节　股骨颈骨折

由股骨头下至股骨颈基底部之间的骨折称股骨颈骨折，是老年常见的骨折之一，尤以老年女性较多。股骨颈骨折常发生于老年人，随着人的寿命的延长，其发病率日渐增高。其临床治疗中存在患者不愈合（15%左右）和股骨头缺血坏死（20%～30%）两个主要问题。

一、诊断依据

（一）病因

造成老年人发生骨折有两个基本因素：一是因为骨强度下降，多由于骨质疏松，双光子骨密度仪证实股骨颈部张力骨小梁数目也减少，加之股骨颈上区滋养血管孔密布，均可使股骨颈生物力学结构削弱，使股骨颈脆弱；二是因为老年人髋周肌群退变，反应迟钝，不能有效地抵消髋部有害应力，加之髋部受到应力较大（体重的2～6倍），局部应力复杂多变，因此不需要多大的暴力，如平地滑倒，由床上跌下或下肢突然扭转，甚至在无明显外伤的情况下都可以发生骨折。而青壮年股骨颈骨折，往往由于严重损伤如车祸或高处跌落致伤，偶有因过多过久负重劳动或行走，逐渐发生骨折者，称之为疲劳骨折。

（二）分类

对骨折进行分类的目的是为了估计预后，并指导正确选择治疗方法，常用以下几种分类。

1.按骨折线部位分类

（1）股骨头下骨折：骨折线位于股骨头与股骨颈的交界处。骨折后由于股骨头完全游离，可以在髋臼和关节囊中自由旋转移动，同时股骨头的血液循环大部分中断，即使圆韧带内的小凹动脉存在，也只能供应圆韧带凹周围股骨头的血运；如果小凹动脉闭塞，则股骨头完全失去血运。因此，此类骨折愈合困难，股骨头容易发生缺血坏死。

(2)股骨颈头颈部骨折：骨折线由股骨颈上缘股骨头下开始，向下至股骨颈中部，骨折线与股骨纵轴线的交角很小，这类骨折由于剪力大，骨折不稳，远折端往往向上移位。骨折移位和其他所造成的关节囊，滑膜被牵拉、扭曲等变质，常导致供给股骨头的血管损伤，使骨折不易愈合和易造成股骨头坏死。

(3)股骨颈中部骨折：骨折线通过股骨颈中段，由于旋股内侧动脉分支、干骺端上侧及下侧动脉经关节囊的滑膜下进入股骨头，供应股骨头的血液循环，因此骨折尚能愈合。

(4)股骨头基底部骨折：骨折线位于股骨颈与大转子之间，由于骨折两端的血液循环良好，骨折容易愈合。

2.按骨折线的方向分类

(1)股骨颈外展骨折：在跌倒时下肢常处于外展位。两折端之间呈外展关系，骨小梁受压折断向内成角，颈干角加大，骨端嵌插，位置稳定，骨折线的Pauwel 角$<30°$或者 Linton 角$<30°$。这种骨折断端的剪切力小，骨折比较稳定。同时由于髋周围肌肉张力的收缩力，促使骨折断端靠拢并施以一定压力，有利于骨折愈合。

(2)股骨颈内收骨折：在跌倒时下肢常处在内收位。股骨头呈内收，骨折远端向上，骨折线的 Pauwel 角$>50°$或者 Linton 角$>50°$，这种骨折断端极少嵌插，骨折线之间剪切力大，骨折不稳定，又因下肢重量而外旋，关节囊血运破坏较大，因而愈合率比前者低，股骨头坏死率高。

3.按骨折移位程度分类

Garden 等根据完全骨折与否和移位情况将骨折分为 4 型。

(1)Ⅰ型：骨折没有通过整个股骨颈，有部分骨质连接，骨折无移位，近折端保持一定血运，这种骨折容易愈合。

(2)Ⅱ型：完全骨折无移位，股骨颈虽然完全断裂，但对位良好，若为股骨头下骨折，仍有可能愈合，股骨头坏死、变形常有发生；若为股骨颈中部或者股骨头基底部骨折，骨折容易愈合，股骨头血运良好。

(3)Ⅲ型：为部分移位骨折，股骨颈完全骨折，并有部分移位，多为远折端向上移位或远折端的下角嵌插在近折端的断面内，形成股骨头向内旋转移位，颈干角变小。

(4)Ⅳ型:股骨颈骨折完全移位,两侧的骨折断端完全分离,近折端可以产生旋转,远折端多向后上移位,关节囊及滑膜有严重损伤。因此,经关节囊和滑膜供给股骨头的血管也容易损坏,造成股骨头缺血坏死。Nieminen 比较各分类法,认为 Garden 分型法对估计预后较为合理。

(三)临床表现和诊断

1.症状

老年人跌倒后诉髋部疼痛,不敢站立和走路,应考虑到股骨颈骨折的可能。

2.体征

畸形患肢多有轻度屈髋屈膝及外旋畸形。

(1)疼痛:髋部除有自发疼痛外,移动患肢时疼痛更为明显。在患肢足跟部或大粗隆部叩击时,髋部也感疼痛,在腹股沟韧带中点下方常有压痛。

(2)肿胀:股骨颈骨折多系囊内骨折,骨折后出血不多,又有关节外丰厚肌群的包围。因此,外观上局部不易看到肿胀。

(3)功能障碍:移位骨折患者在伤后就不能坐起或者站立,但也有一些无移位的线状骨折或嵌插骨折病例,在伤后仍能走路或骑自行车。对这些患者要特别注意,不要因遗漏诊断使无移位骨折变成移位的不稳定骨折。移位骨折时,在远端受肌群牵引而向上移位,因而患肢变短。

3.其他检查方法

患侧大粗隆升高,表现在:①大粗隆在髂坐骨结节连线之上;②大粗隆与髂前上棘间的水平距离缩短,短于健侧,最后确诊需要髋正侧位 X 线检查,尤其对线状骨折或嵌插骨折更为重要。X 线检查作为骨折的分类和治疗上的参考也不可缺少。应提起注意的是有些无移位的骨折在伤后立即拍摄的 X 线片上可以看不见骨折线,等 2～3 周后,因骨折处部分骨质发生吸收现象,骨折线才清楚地显示出来。因此,凡在临床上怀疑股骨颈骨折的,虽 X 线片上暂时未见骨折线,仍应按嵌插骨折处理,3 周后再拍片复查。

二、治疗

股骨颈骨折因类型各异,治疗方法不同。骨折后均应及早复位、妥善固定,方能促进骨折愈合,减少股骨头坏死的发病率。目前强调早期手术、早期下地,防止并发症。可根据具体病情选择内固定方式或采取人工关节置换。

三、病情观察

观察患肢外旋、缩短情况；观察骨折愈合的情况。

四、注意事项

(一)医患沟通

(1)股骨颈骨折的愈合是一个长期的过程，此过程中需患者的密切配合，故医患沟通时要多做骨折愈合方面的知识宣传。

(2)股骨颈骨折很易导致股骨头坏死，医患沟通时要重点讲明，以取得患者的理解，避免日后的医患纠纷。

(3)对于患者的功能锻炼，要指导患者遵循循序渐进的原则，科学地进行康复训练。

(4)诊疗方案要积极与患者交流，以期取得患者的理解和支持，减少发生纠纷的可能。

(二)经验指导

(1)股骨颈骨折临床十分常见。老年人外伤后出现髋关节疼痛均应警惕股骨颈骨折的可能，尤其是一些嵌插型的骨折，临床症状较轻微，骨折后甚至可以行走，应避免误诊。

(2)把握治疗时机，早期治疗有利于尽快恢复骨折后血管受压或痉挛。股骨颈骨折手术原则上不超过 2 周。

(3)观察骨折专有体征及畸形情况有助于明确诊断。术后要重点注意骨折愈合情况，对 50 岁以下的股骨颈或头颈型骨折、骨折不易愈合及有股骨头坏死的可能者或陈旧性股骨颈骨折不愈合者，可以采用多根针或加压钉固定加股颈植骨手术。

第二节　股骨粗隆间骨折

股骨粗隆间骨折是老年人常见损伤，患者平均年龄比股骨颈骨折者大 5～6 岁。由于粗隆部血运丰富，骨折后极少不愈合，但甚易发生髋内翻。高龄患者长期卧床引起并发症较多。

一、诊断依据

（一）病因

老年人骨质疏松，肢体不灵活，当下肢突然扭转、跌倒或使大粗隆部直接接触地面致伤，容易造成骨折。

（二）临床表现和诊断

患者多为老年人，伤后髋部疼痛，不能站立或行走。下肢短缩及外旋畸形明显，无移位的嵌插骨折或移位较少的稳定骨折，上述症状比较轻微。检查时可见患侧大粗隆升高，局部可见肿胀及瘀斑，局部压痛明显。叩击足跟部常引起患处剧烈疼痛。一般在粗隆间骨折局部疼痛和肿胀的程度比股骨颈骨折明显，而前者压痛点多在大粗隆部，后者的压痛点多在腹股沟韧带中点外下方。往往需经X线检查后，才能确定诊断，并根据X线片进行分型。

二、治疗

患者多为高龄老人，首先注意全身情况，预防由于骨折后卧床不起而引起危及生命的各种并发症，如肺炎、压疮和泌尿系统感染等。骨折治疗的目的是防止发生髋内翻畸形，应根据骨折类型、移位情况、患者年龄和全身情况，分别采取不同治疗方法。

（一）牵引疗法

牵引疗法适应所有类型的粗隆间骨折，尤其适用于无移位的稳定性骨折并有较重内脏疾患不适合手术者。牵引的优点是可控制患肢外旋，对Ⅰ、Ⅱ型稳定性骨折牵引8周，然后活动关节，用拐下地，但患肢负重须待12周骨折愈合坚实之后才可，以防髋内翻的发生。

对不稳定性骨折牵引的要求是：①牵引重量约占体重1/7；②一旦髋内翻畸形矫正后，需保持占体重1/10～1/7的牵引重量，以防髋内翻畸形再发；③牵引应维持足够时间，一般均应超过8周，骨折愈合初步坚实后去牵引。

（二）钉-板类内固定

本方法适用于成人各种类型骨折，常用的内固定有DHS（动力髋螺钉）和Charnley滑动加压钉等。

（三）Ender钉固定

钉从股骨内髁上2 cm处凿孔，在X线电视荧光屏上观察Ender针，穿过骨折部直达股骨头关节面下 0.5 cm 左右。使数根钉端呈扇形或鱼叉样散开，以固定近端骨块。术后施皮牵引或穿防外旋鞋。

(四)Gamma 钉固定

20 世纪 90 年代初，一些国家采用 Gamma 钉，即一根带锁髓内针，斜穿一根通过股骨头颈部粗螺钉。因主钉通过髓腔，从生物力学分析，力线离股骨头中心近，因此，Gamma 钉股骨内侧可承受较大应力，可达到早期下地负重的目的。

三、病情观察

观察患肢外旋、缩短情况；观察骨折愈合的情况。

(一)痊愈

患髋关节无疼痛、畸形及功能障碍，X 线检查骨折愈合良好，无髋内外翻。

(二)好转

患髋关节无明显畸形，关节轻度疼痛，活动轻度受限，X 线检查骨折功能位愈合良好。

(三)无效

患髋关节疼痛明显，合并髋关节内外翻、外旋或缩短畸形，活动受限，X 线检查显示骨折不愈合、畸形愈合。

四、注意事项

(一)医患沟通

(1)平时应当多和患者及其家属进行交流，应当及时告知患者家属患者的诊断、前一阶段的检查和治疗情况、下一步的诊疗计划。骨折的愈合和康复是一个长期过程，应当向患者及家属耐心解释。

(2)手术之前交代拟行的手术方案，说明手术当中和术后可能发生的危险和并发症，应当尽量做到全面，避免遗漏。征得患者及其家属的同意并签字为证。

(3)手术过程中如果改变方案，应当及时通知患者家属或委托人，征得同意后方可实施变更计划，并记录在案，并要有家属或委托人签字。严重肢体损伤易发生坏死，临时决定截肢的患者必须征得患者家属或其委托人的同意。

(4)手术之后、各种治疗过程当中出现的并发症以及相应的处理方案，应当及时告知患者及其家属。

(5)作为医护人员要做好医患沟通，在当前技术还不能完全防止术后并发症时，建立良好的医患关系是减少医患纠纷的最好方法之一，良好的医患关系是建立在良好的医患沟通基础上的，患者的康复是医患沟通的基石。

(二)经验指导

(1)患肢穿“丁”字防旋鞋，常规用抗生素预防感染，10～12 天拆线，术后 3～4 天即可扶双拐患肢部分负重行走，骨折愈合后方可逐渐弃拐，患肢完全负重。

(2)单纯牵引治疗者需 8～12 周；内固定治疗者需 X 线检查证实骨折愈合方完全负重，弃拐物走，在此之前需扶双拐，患肢允许部分负重。

(3)股骨粗隆间骨折的治疗应根据骨折稳定性选择不同的内固定方法，尽量闭合复位，如果不成功，也应采取有限切开的方法。

第三节 股骨头骨折

股骨头骨折多因较强的间接暴力所致，可以单独发生，但更多的是合并于髋关节脱位。髋关节前脱位可合并股骨头上方的骨折；髋关节后脱位可并发股骨头内下方的骨折或股骨头上方的骨折，有时也可见到股骨头粉碎性骨折。

一、诊断依据

(一)分类

1.单一骨块骨折

多在髋关节脱位时合并的股骨头上方或下方的单一骨块骨折。

2.粉碎性骨折

多为间接暴力所引起的单独发生的骨折，有时也合并于髋关节脱位。

(二)诊断

1.外伤史

确切的髋部外伤史。

2.症状与体征

常与髋关节脱位相同，在诊断髋关节脱位时，应考虑此部骨折的存在。

3.X 线检查

主要根据 X 线片等影像学检查做出诊断。

二、治疗

（一）无错位型骨折的治疗

一般采用患肢牵引 4～6 周的传统疗法。因早期有错位的可能，因而近来趋于早期内固定疗法。

（二）错位型骨折的治疗

应做复位内固定手术，根据国内外统计，施行手术时间越早，骨折愈合率越高。内固定形式很多，随着科学的不断发展，内固定形式也不断出现新的固定方法，主要有以下几种：①三翼钉内固定。②多针内固定：常用 3 枚以上带螺纹的 Steimann 针在不同的平面与角度穿入，其优点是其强度较三翼钉高一倍，而所占的总面积比三翼钉小，且操作简单，甚至可不切开皮肤，经皮穿针，因而减少损伤和感染的机会。③滑动式内固定：由固定钉与一带柄的套筒组成，固定钉可在套筒内活动。当骨折吸收时，固定钉则可在套筒滑动缩短，同时可以保持骨折断端的密切接触，术后可早期负重使骨折断端更紧密嵌插，有利于愈合。④有孔螺钉固定：根据生物力学原理测定设计的内固定器械，较三翼钉稳固，目前已在多数医疗单位使用。

（三）股骨颈骨折不愈合的治疗

1.截骨术

可以矫正下肢的承重线、消除剪式应力、增加臀肌张力，以恢复髋部功能，亦可于截骨同时做内固定及植骨术，以促进愈合。截骨的条件是股骨头无缺血坏死、股骨颈无吸收、骨折能复位、股骨头内收不受限。

2.植骨术

先行骨折复位和内固定，于腓骨或髂骨取条状骨，由与内固定平行的大粗隆部钻隧道孔植入。亦有用髂骨松质骨植入骨折处，也可采用带血管束的肌蒂骨瓣植骨的新方法。

3.人工股骨头置换术

人工股骨头置换术主要适用于股骨头骨折不愈合或股骨头缺血性坏死患者，以及高龄新鲜头下型股骨颈骨折患者。手术多采用后切口或后外侧切口。其优点是可早期使用患肢，不存在骨折不愈合的问题；其缺点是并发症多，如感染、松动、下沉或穿入骨盆等。而且时间越长，并发症越多，一般不适于青壮年患者。

三、病情观察

观察患肢外旋、缩短情况；观察骨折愈合的情况。

四、注意事项

（一）医患沟通

（1）平时应当多和患者及其家属进行交流，应当及时告知患者家属患者的诊断、前一阶段的检查和治疗情况、下一步的诊疗计划。骨折的愈合和康复是一个长期过程，应当向患者及家属耐心解释。

（2）各种治疗过程当中出现的并发症以及相应的处理方案，应当及时告知患者及其家属。

（3）作为医护人员要做好医患沟通，在当前技术还不能完全防止术后并发症时，建立良好的医患关系是减少医患纠纷的最好方法之一，良好的医患关系是建立在良好的医患沟通基础上的，患者的康复是医患沟通的基石。

（二）经验指导

关节的长期固定可引起关节僵硬，关节内的骨折由于关节粘连，可发生关节强直。关节僵硬者，应及早去除外固定，进行关节活动练习。关节粘连引起的关节强直，后期可考虑关节松解手术。

第四节　髌骨骨折

髌骨是人体最大的籽骨，是伸膝装置的重要组成部分。所以，在临床中，应尽量保存加以整复或重建，恢复其连续性，同时保持关节面的光滑，才能获得良好的治疗效果。

一、诊断依据

（一）病因

（1）直接暴力：外力直接撞击髌骨，如失足跌倒，膝部着地，髌骨与地面碰撞，多为粉碎性的骨折。

（2）间接暴力：为股四头肌强力收缩、牵拉，作用于髌骨，多为横行骨折。

(二)临床表现及诊断

1.外伤史

间接或直接暴力。

2.肿胀疼痛

不全骨折和裂纹骨折的症状不明显,仅有局部疼痛、压痛、轻度肿胀;若为完全性骨折,关节内可有大量积血,疼痛、压痛且膝部肿胀明显,皮下瘀斑,伸膝功能丧失。

(三)X线检查

可确定骨折的类型,对不全骨折有时常规X线片不能确定诊断,必要时可摄膝关节的切线片。可显示:①骨折部位撕裂和骨折片移位情况;②观察股四头肌腱,髌韧带有无断裂。

二、治疗

髌骨是伸膝装置的重要组成部分。骨折后伸膝装置破坏,影响伸膝功能,所以治疗髌骨骨折的目的是恢复伸膝装置和功能,并使髌骨关节面平整光滑,防止发生创伤性关节炎。

(一)非手术治疗

对无移位或移位轻微的裂纹骨折,伸膝结构完整,关节面保持光滑平整,关节和扩张部无明显损伤,可用石膏托固定于伸膝位3～4周,去外固定后即可开始逐步练习活动。

(二)手术治疗

髌骨骨折大多需要切开复位、内固定治疗以恢复关节面重建伸膝结构。对于横断骨折,AO推荐的张力带钢丝是目前公认的“金标准”。粉碎性骨折可辅以钢丝或编织聚酯线环形缝合。张力带钢丝的主要缺点是松动退针和皮肤刺激。近年来采用2枚空心钉内穿钢丝“8”字固定和Zimmer Cable-Pin系统代替张力带钢丝,可有效避免松动和皮肤刺激。记忆合金聚髌器术后易脱落,目前已很少使用。下极撕脱骨折可用缝合锚重建髌韧带附着点。

三、病情观察

(1)石膏固定是否合适:太松达不到固定的效果,太紧则会影响末梢血供。

(2)手术之前观察的内容包括患者的骨折局部情况和全身情况。

(3)软组织肿胀患者,注意观察皮肤有无张力性水疱形成。

(4)有伤口的患者注意观察局部有无渗血、渗液,注意观察患者的生命体征变化。

(5)应定期复查X线片,观察骨折愈合情况。①痊愈:膝关节无肿胀、疼痛,活动范围正常,屈伸有力,行走无疼痛。②好转:膝关节轻度肿胀、疼痛,活动范围小于正常,屈伸较有力,行走轻微疼痛。③差:膝关节肿胀、疼痛,活动范围小于正常甚至僵硬,行走明显疼痛。

四、注意事项

(一)医患沟通

(1)平时应当多和患者及其家属进行交流,应当及时告知患者家属患者的诊断、前一阶段的检查和治疗情况、下一步的诊疗计划。骨折的愈合和康复是一个长期过程,应当向患者及家属耐心解释。

(2)手术之前交代拟行的手术方案,说明手术当中和术后可能发生的危险和并发症,应当尽量做到全面,避免遗漏。征得患者及其家属的同意并签字为证。

(3)作为医护人员要做好医患沟通,在当前技术还不能完全防止术后并发症时,建立良好的医患关系是减少医患纠纷的最好方法之一,良好的医患关系是建立在良好的医患沟通基础上的,患者的康复是医患沟通的基石。

(二)经验指导

(1)对新鲜横断骨折分离在2 cm以上者,肿胀出血不明显,做急诊切开复位内固定;创伤反应明显,则应提高患肢,肿胀消退后再考虑手术。

(2)髌骨无骨膜,骨折愈合主要以软骨内成骨的方式完成,故无骨痂形成。判断骨折的愈合可根据X线片上显示的骨折线密度。

(3)保守治疗用长腿石膏固定者、髂骨上下极切除髌韧带重建者,4～6周后拆除石膏,开始做膝关节屈伸训练。粉碎骨折行髌骨摘除者,术后4周拆除石膏。髌骨骨折固定早期,不可做膝关节的伸屈活动。

(4)对髌骨骨折要求达到解剖复位,否则早做切开复位内固定治疗,张力带钢丝是固定髌骨骨折的首选方法。张力带钢丝固定者,不需附加外固定,术后第2天锻炼股四头肌,1周后锻炼膝关节屈伸,2周后负重行走。

第五节 胫腓骨骨干骨折

胫腓骨骨干骨折在全身骨折中最为常见，10 岁以下儿童尤为多见，其中以胫骨干单骨折最多，胫腓骨干双骨折次之，腓骨干单骨折最少。胫骨是连接股骨下方支撑体重的主要骨骼，腓骨是附连小腿肌肉的重要骨骼，并承担 1/6 的承重。胫骨中下 1/3 处形态转变，易于骨折，胫骨上 1/3 骨折移位，易压迫腘动脉，造成小腿下段严重缺血坏疽。胫骨中 1/3 骨折淤血可关闭在小腿的骨筋膜室，增加室内压力造成缺血性肌挛缩形成坏疽。胫骨中下 1/3 骨折使滋养动脉断裂，易引起骨折，延迟愈合。

一、诊断依据

(一)发病机制

1.直接暴力

重物直接撞击或车轮碾轧，可引起横骨折、短斜骨折或粉碎骨折，两骨折往往均在同一水平，是因腓骨处于皮下，易发生开放性骨折。

2.间接暴力

高处跌下，强烈扭转或滑跌，可引起斜骨折。两骨均骨折时，腓骨的骨折口往往高于胫骨的骨折面，易形成开放骨折。软组织损伤小，出血较少。

(二)临床表现

局部疼痛、肿胀、畸形较明显，表现成角和重叠移位。应注意是否伴有腓总神经损伤，胫前、胫后动脉损伤，胫前区和腓肠肌区张力是否增加，往往骨折引起的并发症较骨折本身所产生的后果更严重。

(三)检查

X 线正位片应包括胫腓骨全长，以免漏诊。X 线可见骨折线、碎骨片、断端移位等。

(四)诊断要点

胫骨位置表浅，局部症状明显，加上 X 线检查，诊断并不困难，但应注意骨折的并发症，仔细检查软组织损伤程度，及时发现症状，及时处理。

二、治疗

小腿骨折治疗的主要目的是恢复小腿长度，对线和持重功能，胫骨的复位与腓骨的复位同样重要，但一般首先满足于胫骨的复位。稳定性横骨折和短斜骨折：闭合手法复位后用夹板或管形石膏体将骨膜绷紧于复位状态。不稳定性长斜骨折和螺旋骨折，可结合骨牵引和小夹板治疗。若闭合手法复位后，仍有成角或缩短，可采用螺钉或螺钉加接骨板固定。不稳定性横骨折和粉碎骨折，清创缝合后可先用跟骨牵引，使骨折断端的对线改善，复位后石膏固定；也可用髓内钉固定及经皮骨骼穿针外固定。单胫骨骨折及单腓骨骨折较少见，亦易于处理。

三、病情观察

观察骨折的专有体征：畸形、骨擦音、反常活动；观察复位固定后是否有移位；复位固定后注意观察患肢末端循环；观察膝、踝关节的功能。

四、注意事项

（一）医患沟通

(1)因胫骨前面位于皮下，所以骨折断端穿破皮肤的可能极大。骨折部位以中下 1/3 较多见，由于营养血管损伤、软组织覆盖少、血运较差等特点，延迟愈合及不愈合的发生率较高，故医患沟通时要多做骨折愈合方面的知识宣传。

(2)对于患者的功能锻炼，要指导患者遵循循序渐进的原则，科学地进行康复训练。

(3)诊疗方案要积极与患者交流，以期取得患者的理解和支持，减少发生纠纷的可能。

（二）经验指导

(1)胫腓骨骨折内固定治疗以交锁髓内钉固定为首选。

(2)预防直接或间接暴力可减少发病率。若发生骨折，应针对不同骨折部位积极预防不同的并发症，防止缺血、坏疽发生而影响功能。

(3)胫骨干骨折，尤其是中下 1/3 骨折，由于血供较差，骨折不愈合率很高。胫腓骨骨折，一般骨性愈合期较长，长时间的石膏外固定，对膝、踝关节的功能必然造成影响。另外，由于肌肉萎缩和患肢负重等因素，固定期可能发生骨折移位。因此，对胫腓骨骨折采用切开复位内固定者日渐增多。胫骨交锁髓内钉固定坚强，可以不切开骨折断端闭合穿钉，术后无须外固定。不影响膝踝关系功能，患肢负重时间早。因此骨折平均愈合穿钉，术后无须外固定。不影响膝踝关节功能，患肢负重时间早。因此骨折平均愈合时间较单纯外固定短，患肢功能恢复较快。

第六节 胫骨平台骨折

胫骨上端与股骨下端形成膝关节，与股骨下端接触的面为胫骨平台。胫骨平台是膝的重要负荷结构，一旦发生骨折，使内、外平台受力不均，将产生骨关节炎改变。由于胫骨平台内、外侧分别有内侧副韧带和外侧副韧带，平台中央有胫骨粗隆，其上有交叉韧带附着，当胫骨平台骨折时，常发生韧带及半月板的损伤。

一、诊断依据

（一）病因

胫骨平台骨折可由间接暴力或直接暴力引起。高处坠落伤时足先着地，再向侧方倒下，力的传导由足沿胫骨向上，坠落的加速度使体重的力向下传导，共同作用于膝部。由于侧方倒地产生的扭转力，导致胫骨内侧或外侧平台塌陷骨折。当暴力直接打击膝内侧或外侧时，使膝关节发生外翻或内翻，导致外侧或内侧平台骨折或韧带损伤。

（二）分型

根据暴力作用的大小、方向不同，胫骨平台骨折可分为以下类型。

（1）单纯胫骨外髁劈裂骨折。

（2）外髁劈裂合并平台塌陷骨折。

（3）单纯平台中央塌陷骨折。

（4）内侧平台骨折，可表现为单纯胫骨内髁劈裂骨折或内侧平台塌陷骨折。

（5）胫骨内、外髁骨折。

（6）胫骨平台骨折同时有胫骨干骺端或胫骨干骨折。

（三）诊断要点

1.临床表现

患膝疼痛肿胀，活动障碍。

2.影像学表现

（1）单纯的外翻或内翻应力引起的损伤是外侧或内侧胫骨近端平台的骨折，

表现为局部骨小梁断裂、重叠。嵌入的压缩性骨折，可伴关节面的断裂或劈裂骨折。有时还可出现腓骨小头的骨折。

(2)垂直、外翻的复合暴力所致的胫骨平台骨折通常较严重。可产生胫骨外侧或双侧的骨折，骨折线可为横行、倒“T”形或倒“Y”形，亦可表现为多条透亮与致密交错的骨折线，多有明显的压缩、嵌插、变形。

二、治疗

胫骨平台骨折的治疗以恢复关节面的平整和韧带的完整性，保持膝关节活动为目的。

(一)单纯胫骨外髁劈裂骨折

若无明显移位，采用下肢石膏托固定 4～6 周；移位明显者，应切开复位，松质骨螺钉内固定或支撑钢板固定，以保持关节面的平滑或恢复侧副韧带张力的目的。

(二)伴有平台塌陷的劈裂骨折

应切开复位，撬起塌陷的骨块，恢复关节面平滑。同时植骨，保持塌陷骨块的复位位置，松质骨螺钉固定。

(三)胫骨髁中央的塌陷骨折

由于不是重要负重区，在 1 cm 以内的塌陷，只需用下肢石膏固定 4～6 周即可开始功能训练，若骨折块塌陷超过 1 cm 或有膝关节不稳定者，应行手术切开复位，撬起骨折块，在骨折块下植骨，石膏固定 4～6 周。

(四)无移位的胫骨内侧不平台骨折

只需石膏固定 4～6 周即可进行功能训练，伴有骨折塌陷者、合并交叉韧带损伤者，应切开复位，恢复平台的平整及交叉韧带张力或重建交叉韧带，骨折块复位后遗留的间隙。应植骨充填，术后用石膏固定 4～6 周。

胫骨平台为松质骨位于关节内，骨折的类型多种多样，无论用什么方法治疗，都难以绝对恢复软骨面的平滑，再加上损伤软骨的再生能力极低，后期常遗留骨关节炎改变或关节稳定性。

三、病情观察

(1)手术之前观察的内容包括患者的骨折局部情况和全身情况。

(2)石膏固定是否合适：太松达不到固定的效果，太紧则会影响末梢血供。

(3)软组织肿胀患者，注意观察皮肤有无张力性水疱形成。

(4)应定期复查X线片,观察骨折愈合情况。①痊愈:膝关节活动正常,行走无疼痛,X线检查两侧关节间隙相等。②好转:膝关节活动小于正常,行走时轻微疼痛,X线检查两侧关节间隙不相等。③差:膝关节活动范围小于正常甚至僵硬,行走明显疼痛,X线检查两侧关节间隙狭窄、不相等,呈骨关节炎表现。

四、注意事项

(一)医患沟通

(1)平时应当多和患者及其家属进行交流,应当及时告知患者家属患者的诊断、前一阶段的检查和治疗情况、下一步的诊疗计划。骨折的愈合和康复是一个长期过程,应当向患者及家属耐心解释。

(2)手术之前交代拟行的手术方案,说明手术当中和术后可能发生的危险和并发症,应当尽量做到全面,避免遗漏。征得患者及其家属的同意并签字为证。

(3)手术过程中如果改变方案,应当及时通知患者家属或委托人,征得同意后方可实施变更计划,并记录在案,并要有家属或委托人签字。严重肢体损伤易发生坏死,临时决定截肢的患者必须征得患者家属或其委托人的同意。

(4)手术之后、各种治疗过程当中出现的并发症以及相应的处理方案,应当及时告知患者及其家属。

(5)作为医护人员要做好医患沟通,在当前技术还不能完全防止术后并发症时,建立良好的医患关系是减少医患纠纷的最好方法之一。

(二)经验指导

关节面解剖复位及坚强固定、干骺端桥接固定、术后早期活动、不负重锻炼关节,以减少关节粘连的发生,待骨折断端有明显骨痂生长时才能负重行走。

第七节 踝部骨折

踝部骨折是最常见的关节内骨折,约占全身骨折的3.92%,青壮年最易发生。

一、分类

踝部骨折由于外力作用方向、作用力的大小和受伤时肢体的姿势不同,可造成各种不同类型的骨折。根据力学机制将骨折分为以下几种类型。

（一）Ⅰ型

旋后内收型，受伤时足处于旋后位，距骨在踝穴内受到强力内收，踝关节外侧受到牵拉，内踝受到距骨的挤压外力所致。Ⅰ度为单纯外踝骨折或韧带断裂，Ⅱ度为同时有内踝骨折。

（二）Ⅱ型

旋后外旋型，受伤时足部处于旋后位，距骨受到外旋应力，以内侧为轴，发生向外后方的旋转移位，冲击外踝，使之向后外方脱位。Ⅰ度为下胫腓韧带损伤，Ⅱ度为同时有外踝斜行骨折，Ⅲ度为Ⅱ度加后踝撕脱骨折，Ⅳ度为Ⅲ度加内踝骨折或三角韧带断裂。

（三）Ⅲ型

旋前外展型，受伤时足处于旋前位，距骨受到强力外展或外翻外力，踝关节内侧结构受到强力牵拉，外踝受到挤压外力。Ⅰ度为内踝撕脱骨折，Ⅱ度为同时有下胫腓韧带损伤，Ⅲ度为Ⅱ度加外踝骨折。

（四）Ⅳ型

旋前外旋型，受伤时足处于旋前位，踝骨受到外旋应力，以外侧为轴，向前方旋转，踝关节内侧结构受到牵拉破坏。Ⅰ度为内踝撕脱骨折，Ⅱ度为Ⅰ度加下胫腓间韧带损伤，Ⅲ度为Ⅱ度加外踝骨折，Ⅳ度为Ⅲ度加后踝骨折。

（五）Ⅴ型

垂直压缩型，为高处跌下等垂直暴力所致的损伤，可根据受伤时足部处于跖屈或背伸位，分为跖屈型或背伸型，表现为前缘或后缘压缩性骨折，单纯垂直位则为胫骨下端粉碎性骨折。

二、临床表现

局部肿胀、压痛和功能障碍是关节损伤的主要临床表现。

三、诊断

诊断时，首先应根据外伤史和临床症状以及X线片显示的骨折类型，分析造成损伤的机制。因为不同方向的暴力，虽可发生同样的骨折，但其整复和固定方法则不尽相同。例如外翻可以发生内踝撕脱性骨折，强力内翻距骨压迫也可造成内踝骨折。但仔细研究X线片及局部体征，可以发现外翻所致的撕脱骨折，肿胀、疼痛、压痛都限于内踝撕脱部，骨折线多为横断型。外踝及外侧副韧带一般无症状。足外翻时内踝疼痛加剧,足内翻时外踝部无疼痛。反之,内翻所致的内踝骨折,外侧副韧带一般都有严重的撕裂伤,内翻时疼痛显著,外翻时不严重,内踝骨折缘多呈斜行。

四、治疗

治疗原则是争取解剖复位,稳妥固定,适当进行关节活动,防止继发创伤性关节炎。

如手法复位不成功,应尽早行切开复位,用钢板螺钉或克氏针内固定,单纯内、后踝骨折可以用可吸收螺钉治疗。

五、病情观察

(1)石膏固定是否合适:太松达不到固定的效果,太紧则会影响末梢血供。

(2)软组织肿胀患者,注意观察皮肤有无张力性水疱形成。

(3)应定期复查X线片,观察骨折愈合情况。①痊愈:踝关节无肿胀、疼痛,活动正常,行走无疼痛,X线检查骨折线模糊,关节面平整。②好转:踝关节轻度肿胀,活动基本正常,行走时轻度疼痛,X线检查骨折线模糊,关节面欠平整。③差:踝关节肿胀、疼痛,活动受限,行走时明显疼痛,X线检查骨折畸形愈合,关节面不平整,有骨关节炎表现。

六、注意事项

(一)医患沟通

(1)平时应当多和患者及其家属进行交流,应当及时告知患者家属患者的诊断、前一阶段的检查和治疗情况、下一步的诊疗计划。

(2)作为医护人员要做好医患沟通,在当前技术还不能完全防止术后并发症时,建立良好的医患关系是减少医患纠纷的最好方法之一,良好的医患关系是建立在良好的医患沟通基础上的,患者的康复是医患沟通的基石。

(二)经验指导

(1)术后石膏固定6~8周,拆除石膏后逐步加强功能锻炼。

(2)必须详细询问受伤过程,了解受伤机制,熟悉骨折分类,才可能正确制订治疗方案。

第九章　骨与关节结核

第一节　肩关节结核

肩关节结核占0.51%。大多数在青壮年，可同时患有活动性肺结核。

一、病因

多继发于肺或肠结核。

二、临床表现

(一)全身症状

可有低热、盗汗、食欲减退、消瘦等中毒症状。

(二)局部症状

1.疼痛与压痛

早期肩部隐痛，劳累时加重，上肢多呈内收位置。从单纯骨结核发展成全关节结核时，由于炎性渗出液增加，关节腔内压升高，局部疼痛加重。随后脓液穿破关节囊，关节内压力下降，局部疼痛又减轻。窦道继发化脓性感染时，局部疼痛又加重。至晚期关节纤维强直疼痛消失。

2.运动障碍

单纯骨结核肩关节运动仅有轻度受限，全关节结核功能明显障碍，患臂不能高举，外旋、外展、前屈和后伸均受限。

3.局部肿胀

肿胀在单纯骨结核时，多局限于病灶部位，单纯滑膜结核肿胀可见于关节周围，常在肩前方较为明显。

4.寒性脓肿和窦道

脓肿可沿肱二头肌沟至上臂内侧，也可在腋前、后方或腋窝内，常破溃形成窦道。

5.畸形

患侧三角肌、冈上下肌萎缩，出现方肩畸形。由于上肢重力存在，肱骨头常呈向下半脱位。

三、检查

（一）实验室检查

1.红细胞沉降率

结核活动期可增快。

2.血常规

常有轻度贫血。

3.脓液培养

在未经治疗者，结核分枝杆菌阳性率为70%左右，滑液培养阳性率为40%左右。

4.CRP

在疾病活动期可升高。

5.病理检查

常发现典型病变。

（二）影像学检查

1.X线检查

（1）单纯滑膜结核：仅见局部骨质疏松和关节囊及软组织肿胀，有时可见关节间隙增宽。

（2）骨结核：在肩峰、肩胛盂或肱骨头的病变常为中心型破坏，或有死骨形成。肱骨大结节病变可呈中心型，或边缘局限性模糊，或骨质破坏。

（3）早期全关节结核：骨质破坏、关节间隙狭窄、周围软组织肿胀。

（4）晚期全关节结核：晚期全关节结核关节严重破坏，关节间隙变窄，肱骨头变形，有时可见半脱位。

2.CT检查

（1）单纯滑膜结核：肩关节周围及腋窝软组织肿胀，伴单个或多个囊性低密度影；可相互沟通；可伴有锁骨上窝及腋窝区淋巴结肿大。

(2)骨结核:基本影像征象是骨质破坏、关节间隙狭窄、周围软组织肿胀。

(3)全关节结核:可发现肱骨头变形、肩关节间隙变窄、肩关节周围软组织肿胀;还可见到骨质破坏,累及肩胛盂;破坏边缘伴骨质硬化。

3.MRI 检查

(1)单纯滑膜结核:为单发或多发长 T_1 长 T_2 信号。增强扫描见周围软组织内囊状影边缘环形强化。

(2)骨结核:骨质破坏、关节间隙狭窄、周围软组织肿胀。

(3)全关节结核:可发现肱骨头变形、肩关节间隙变窄、肩关节周围软组织肿胀。

(三)关节镜检查

关节镜检查对早期诊断肩关节滑膜结核具有独特价值,还可做组织活检和镜下滑膜切除术。

四、诊断与鉴别诊断

根据症状、体征、X 线检查所见诊断不难,需和以下疾病做鉴别诊断。

(一)儿童应与以下疾病鉴别

1.产伤瘫痪

患儿母亲多有难产,常发生在臀位分娩之后。患侧上肢呈部分性或完全性迟缓性瘫痪,并有感觉减退或消失。较大儿童可见患侧上肢肌肉萎缩,方肩。X 线片可见发育细小,肱骨头常向下脱位。

2.小儿麻痹后遗症

三角肌明显萎缩,患肩不能主动外展,但感觉无障碍,患肢发育差,肱骨头小、肱骨干细,常有向下脱位,被动活动并无障碍,常有典型的病史。

3.慢性化脓性关节炎

有急性感染病史,全身中毒症状和局部炎症征象出现,需靠细菌学或病理学的辅助鉴别。

(二)成人应与以下疾病鉴别

1.类风湿关节炎

单独侵犯肩关节者少见,常与四肢其他关节同时或相继发病。单关节发病者需靠临床观察、关节穿刺液的培养或切取活检与滑膜结核鉴别。

2.夏科氏关节病

夏科氏关节病多见于脊髓空洞症患者,患肩肿胀明显,但疼痛与运动障碍则比较轻微。X线片可见肱骨头碎裂，甚至完全吸收消失。患肢痛温觉消失，触觉存在。

3.肩周炎

肩周炎多见于50岁左右的患者，疼痛与运动障碍最初比较轻微，以后逐渐加重。肩部肌肉萎缩，肱二头肌长头腱沟、大结节附近或肱骨头后方常有压痛。X线片可见骨质疏松，肱骨头上移，但无骨性破坏。

五、治疗

（一）单纯滑膜结核的治疗

1.非手术治疗

采用全身及局部抗结核药物治疗。

2.手术治疗

滑膜切除术已被广泛应用于临床治疗。

（二）单纯骨结核的治疗

1.非手术治疗

采用全身及局部抗结核药物治疗。

2.手术治疗

如无手术禁忌证，应早期手术，彻底清除骨病灶，防止病灶蔓延扩大。

（三）早期全关节结核的治疗

病灶清除术不但能使病变迅速治愈，尚能保留一部分有用的关节功能。

（四）晚期全关节结核的治疗

(1)病灶清除和关节融合术。

(2)肱骨头切除术。

(3)外展截骨术。

第二节　肘关节结核

肘关节结核以青壮年最多，占全身骨关节结核的0.92%，男女患者数量大致相等。双侧肘关节可同时受累。

一、病因

多继发于肺或肠结核，因外伤、营养不良、过劳等诱因，使机体内原有结核病灶内的结核分枝杆菌活跃，经血液播散侵入关节或骨骼，当机体抵抗力降低时，可繁殖形成病灶，并出现临床症状。

二、临床表现

(一)全身症状

病变活动期可见低热、盗汗、食欲减退、消瘦、乏力等结核中毒症状；病变静止期全身症状不明显。

(二)局部症状

1.疼痛、肿胀

疼痛早期症状轻微，全关节结核时症状较重。单纯骨结核和滑膜结核往往劳累后加重，休息时减轻，多为患者忽视。疼痛加剧时多已发展为全关节结核。肿胀在单纯骨结核时，多局限于病灶部位，单纯滑膜结核肿胀可见于关节周围，常在肘后方较为明显，易被发现；全关节结核时，肘关节可出现"菱形肿胀"。

2.功能障碍

由于疼痛，肘关节功能受限呈微屈曲状，晚期较为明显。

3.脓肿、窦道

晚期病变常形成脓肿，脓肿破溃后形成窦道，常发生在鹰嘴周围，甚至合并混合感染。

三、检查

(一)实验室检查

1.红细胞沉降率

在疾病活动期可增快。

2.血常规

常有轻度贫血。

3.脓液培养

在未经治疗者，结核分枝杆菌阳性率为70%左右，滑液培养阳性率为40%左右。

4.CRP

在疾病活动期可升高。

5.病理检查

常发现典型病变。

(二)影像学检查

1.X 线检查

(1)单纯滑膜结核:显示局部骨质疏松和软组织肿胀。

(2)骨结核:在鹰嘴或外髁中心型结核,可见死骨形成。若病变累及邻近骨干,可见骨膜性新骨形成。

(3)早期全关节结核:可见关节边缘局限性骨质破坏或轻度关节软骨下骨板模糊。

(4)晚期全关节结核:关节软骨下骨板广泛模糊,关节间隙变窄,窦道继发感染,骨质显示硬化。

2.CT 检查

(1)单纯滑膜结核:肘关节周围软组织肿胀,伴单个或多个囊性低密度影,可相互沟通,可伴有肘上淋巴结肿大。

(2)骨结核:基本影像征象是骨质破坏、关节间隙狭窄、周围软组织肿胀。

(3)全关节结核:可发现肱骨滑车变形、肘关节间隙变窄、肘关节周围软组织肿胀;还可见到骨质破坏,累及肱骨滑车;破坏边缘伴骨质硬化。

3.MRI 检查

(1)单纯滑膜结核:为单发或多发长 T_1 长 T_2 信号。增强扫描见周围软组织内囊状影,边缘环形强化。

(2)骨结核:基本影像征象是骨质破坏、关节间隙狭窄、周围软组织肿胀。

(3)全关节结核:可发现肱骨滑车变形、肘关节间隙变窄、肘关节周围软组织肿胀。

(三)关节镜检查

关节镜检查对早期诊断肘关节滑膜结核具有独特价值,还可做活检和镜下滑膜切除术。

四、诊断及鉴别诊断

根据症状、体征、X 线检查表现,诊断不难,需和以下疾病做鉴别诊断。

(一)化脓性关节炎或骨髓炎

急性化脓性关节炎或骨髓炎患者,全身和局部症状明显,发病急骤,易误诊为肘关节结核。慢性化脓性关节炎或骨髓炎常不易与结核鉴别,需靠细菌学或病理学的辅助鉴别。

(二)类风湿关节炎

周围型类风湿关节炎也常侵犯肘关节,一般为多发病变,诊断一般不困难。单独侵犯肘关节的类风湿关节炎很少见,需靠滑膜切取活检、细菌培养与单纯滑膜结核相鉴别。

(三)创伤性关节炎

创伤性关节炎多见于工作中过度使用肘关节的人。肘关节轻度肿胀,活动受限常为对称性。X线片可见肘关节增生,患者红细胞沉降率不快,CRP不高,可以鉴别。

(四)夏科氏关节病

夏科氏关节病常系脊髓空洞的并发症。患肘粗大,软组织肿胀,但疼痛并不严重,运动受限也不明显,有的尚可见侧向活动。X线片可见肘部诸骨广泛致密,或有骨膜反应,常见骨端碎裂或游离骨块。

五、治疗

(一)单纯滑膜结核的治疗

(1)非手术治疗。

(2)滑膜切除:经肘关节后侧途径在肘关节后方做"S"切口或直切口,切除肘关节前方的滑膜及坏死组织。

(二)单纯骨结核的治疗

1.非手术治疗

无明显死骨,中心型或边缘型骨结核未累及肘关节者。

2.手术治疗

若非手术治疗疗效不佳可根据骨病灶的部位,采取不同的手术切口。

(三)早期全关节结核的治疗

病灶清除术以达到及时停止病变进行,最大限度地保留关节功能的目的。

(四)晚期全关节结核的治疗

(1)病灶清除和关节叉状切除术:适于晚期全关节结核的12岁以上患者。

一般采用肘关节后侧途径。

(2)肘关节成形术。

(3)病灶清除和关节融合术。

第三节 腕关节结核

腕关节结核占全身骨关节结核的0.43%，多见于成人。与其他肢体关节一样，患者同时多合并有其他部位的结核病灶。由于腕关节结构复杂，腕骨众多，结核治疗期需固定腕关节，因此常导致关节纤维性或骨性强直而影响腕关节功能。

一、病因

大部分腕关节结核病变都是继发的，约95%继发于肺部病变。

二、临床表现

(一)疼痛和压痛

初起时疼痛轻微，随着病变发展，疼痛逐渐加重，当病变由单纯滑膜或骨结核发展为全关节结核时，疼痛就很明显。单纯骨结核压痛仅限于骨病灶的所在部位，滑膜结核和全关节结核则全关节周围都有压痛。

(二)肿胀

关节周围软组织很少，肿胀容易被发现，在背侧更甚。手指因活动减少，静脉回流受阻，常有轻度水肿。

(三)功能障碍

单纯骨结核的功能障碍轻，全关节结核则比较明显。如下尺桡关节被累及则前臂旋转功能受限。腕关节破坏严重者，因手指长期不敢活动，手指僵硬，如伸屈指肌腱被破坏或发生粘连，则手指功能明显受限。

(四)脓肿或窦道

脓肿常位于腕背侧或掌侧，可触及波动。脓肿破溃后形成窦道。最初窦道是一个，发生混合感染后窦道可变为多个，窦道闭合形成瘢痕。

(五)畸形

常见前臂旋前、腕下垂和手向尺偏或桡偏斜畸形。

三、检查

(一)实验室检查

患者在活动期红细胞沉降率增快,CRP升高。

(二)影像学检查

1.X线检查

(1)单纯滑膜结核:骨质疏松与软组织肿胀。

(2)骨结核:骨破坏的位置以桡骨、头状骨与钩骨最为多见。

(3)早期全关节结核:腕骨间隙与桡腕关节间隙进行性狭窄以及边缘性骨侵蚀。

(4)晚期全关节结核:关节结构完全破坏,发生腕骨间骨性融合者并不少见,但很少见到桡腕关节发生骨性融合。

2.CT检查

早期可看到边缘性骨破坏,并可发现死骨。CT检查可有助于显示病变详细的特征。

3.MRI检查

可早期发现关节内积液以及骨内炎性浸润异常信号。

(三)关节镜检查

腕关节镜检查下取滑膜做活检,有助于诊断腕关节滑膜结核。

四、诊断和鉴别诊断

根据症状、体征、X线检查所见,诊断可以确立。但需与以下诸病鉴别。

(一)类风湿关节炎

腕关节为周围型类风湿关节炎的好发部位。患者常为40岁左右的妇女,多为双侧性,常与其他关节病变同时存在。单发的需依赖切取活检和细菌学检查与滑膜型病变鉴别。

(二)腱鞘结核

受累腱鞘呈葫芦形肿胀,葫芦形的腰部是腱鞘受腕横韧带压迫的结果。所属手指功能受限。肿胀与压痛只限于腕或手掌的一侧,X线片为阴性。

(三)腕部肿瘤

桡骨下端是原发性骨肿瘤的好发部位之一。骨巨细胞瘤、骨肉瘤均可见到,肿瘤较小时需与中心型结核的空洞鉴别,前者是溶骨性网状破坏,后者空洞壁致密硬化。

五、治疗

对于没有明显死骨的单纯骨结核、滑膜结核或不适合手术治疗的老年体弱者都可采用非手术疗法。非手术疗法无效时,可考虑手术治疗。由于腕关节的解剖特点,以背侧入路为佳。

(一)单纯滑膜结核的治疗

(1)非手术疗法。

(2)滑膜切除术:非手术疗法1～2个疗程,无效者可做腕关节滑膜切除术。背侧肿胀明显的可按背侧入路,掌侧肿胀明显的可另在掌侧做纵切口切除滑膜。

(二)单纯骨结核的治疗

1.非手术治疗

无明显死骨的患者。

2.手术治疗

若非手术疗法无效或有明显死骨的患者都应及时手术清除病灶。按病变部位采用不同的切口显露。对尺桡骨下端病变,可做纵切口;对掌骨基底和腕骨结核,可做腕背侧横切口。病灶清除后用石膏托将腕关节固定3～4周,以后去托进行功能锻炼。

(三)早期全关节结核的治疗

病灶清除术:早期全关节结核用腕背侧入路显露腕关节,将滑膜及死骨加以清除,术后处理同上。

(四)晚期全关节结核的治疗

(1)病灶清除术:除对年老体弱者采用非手术疗法外,应采用背侧途径做病灶清除术。

(2)桡骨下端截骨术:若病变已稳定,关节发生骨性或纤维性强直,但有明显的垂腕畸形或前臂有明显的旋转受限,应做桡骨下端截骨术。

第四节　髋关节结核

髋关节结核在骨关节结核中占第三位,仅次于脊椎及膝关节。多见于儿童和青壮年，男性多于女性。多为单侧性病变，7%～10%病例可见同时患骶髂关节结核或下段腰椎结核。

一、病因

髋关节结核是一种继发病，多见于学龄前儿童，发病缓慢，约95%继发于肺结核，结核分枝杆菌经原发活动病原通过血液回流侵入关节而引起感染。

二、临床表现

(一)疼痛

早期症状为髋部和膝部疼痛(沿闭孔神经向膝部放散)。

(二)肌痉挛

由于疼痛引起的肌肉痉挛，儿童常有夜啼。

(三)肌肉萎缩及畸形

由于肌痉挛的结果，髋关节有屈曲、内收挛缩畸形，托马征阳性，并可引起髋关节半脱位或全脱位，肢体相对变短。在儿童如有骨骺破坏影响生长长度，肢体短缩更明显。由于疼痛，骨质破坏、畸形和肢体变短，患者有不同程度的跛行，甚至不能走路。

(四)压痛

髋关节前部和外侧有明显压痛。

(五)脓肿及窦道形成

大多在大转子或股内侧。

三、检查

(一)实验室检查

1.红细胞沉降率

在疾病活动期可加快。

2.血常规

常有轻度贫血。

3.脓液培养

在未经治疗者，结核分枝杆菌阳性率为70%左右，滑液培养阳性率为40%左右。

4.CRP

在疾病活动期可升高。

5.病理检查

常发现典型病变。

(二)影像学检查

1.X 线检查

(1)单纯滑膜结核:早期骨质改变不明显,关节间隙因关节肿胀可能增宽,与健侧比较可见关节囊肿胀。

(2)骨结核:因软骨破坏,关节间隙变窄,髋臼、股骨颈、股骨头及股骨近干骺端骨质出现不规则破坏,有死骨或空洞。

(3)早期全关节结核:髋臼侧、股骨侧骨质疏松,股骨头或髋臼缘骨质出现局限性虫蚀样骨质破坏区。部分区域软骨破坏,关节间隙变窄。

(4)晚期全关节结核:关节软骨大部分受累,关节间隙完全消失,股骨头及髋臼侧骨质破坏严重,髋臼侧、股骨侧骨质内及关节腔内可出现明显死骨形成,但少有新骨形成,可有病理脱位。

2.CT 检查

病灶多为单发;骨性关节面破坏,可有硬化边;关节周围软组织肿胀、脓肿及钙化;关节间隙变宽或变窄,关节腔积液;关节邻近骨质疏松;关节脱臼等。

3.MRI 检查

可较细致地观察关节软骨和软骨下骨质的破坏情况,对滑膜增生以及关节周围软组织的改变亦显示较好,对关节结核的诊断和鉴别诊断有很大帮助。MRI 对病灶及范围显示更佳,病灶一般 T_1WI 为等低信号,T_2WI 为等高信号,压脂为高信号,增强见强化。

(三)关节镜检查

关节镜检查对早期诊断髋关节滑膜结核具有独特价值,还可做活检和镜下滑膜切除术。

四、诊断及鉴别诊断

结合病史、全身和局部症状、实验室检查、影像等情况进行分析诊断可以确立。

(一)暂时性滑膜炎

暂时性滑膜炎多为一过性,7 岁以下儿童多见,有过度活动的病史,表现为髋部疼痛跛行，X线片未见异常，卧床休息2周即愈，一般无后遗症。

（二）儿童股骨头骨骺骨软骨病

本病X线表现特殊，初期关节间隙增宽，接着骨化中心变为扁平和破坏以及囊性改变，红细胞沉降率正常，但早期滑膜结核却与儿童股骨头骨软骨病难以区别。

（三）类风湿关节炎

儿童型类风湿关节炎也有发热、红细胞沉降率增高，尤其是初发时为单关节炎时很难区别，但本病的特征为多发性和对称性，经过短期观察不难区别。晚期可有关节僵硬，但无骨质破坏病灶。

（四）化脓性关节炎

急性化脓性关节炎一般均为急性发病，患者高热、寒战、白细胞计数增高，中性粒细胞计数明显增加。下肢呈外展、外旋畸形。X线片见关节囊及周围软组织肿胀，骨质疏松，关节间隙增宽或稍狭窄。

五、治疗

疗效欠佳多因髋关节部位深、早期症状不明显和不易发现、延误诊断治疗以及未经正规治疗和未及时接受治疗。因此，早诊断、早治疗是关键。

（一）全身治疗

首先要着重全身治疗，改善全身情况，增强机体的抵抗力。

（二）抗结核药物治疗

在结核病灶活动期和手术前、后，应用抗结核药物。

（三）牵引

可纠正肌肉痉挛引起的关节畸形，用持续皮肤牵引，早期纠正部分或全部屈曲挛缩，用牵引法保持关节面分离，以防粘连。

（四）手术治疗

在全身情况改善后，应争取早期手术治疗，不仅可清除病灶，缩短病程，且可纠正畸形，融合固定关节于功能位。

1.单纯滑膜结核治疗

在滑膜型或早期全关节结核，尤其在儿童患者，若关节面大部分完好，在切除滑膜病灶或骨病灶时，勿使关节脱位，以免影响股骨头循环，不做融合术，术后继续牵引及应用抗结核药物治疗，在不承重情况下早期活动，可保全关节部分或大部分活动功能。

2.单纯骨结核治疗

在单纯型骨结核，应手术清除结核病灶，以免病灶穿入关节形成关节结核。

3.早期全关节结核治疗

在清除骨病灶时，勿使关节脱位，以免影响股骨头循环。

4.晚期全关节结核治疗

(1)病灶清除和髋关节融合术。

(2)病灶清除和髋关节成形术。

以上手术，术毕均在关节内置链霉素 1 g。如有窦道，同时置青霉素80 万单位。

第五节　膝关节结核

膝关节结核发病率仅次于脊椎结核，占全身骨与关节结核的第二位，居四肢大关节结核的首位，患者可见于各个年龄段。

一、病因

膝关节结核是一种继发病，约 95%继发于肺结核，系结核分枝杆菌经原发活动病原通过血液回流侵入关节而引起感染。

二、临床表现

(一)疼痛

起病缓慢，早期症状不明显，可有轻度关节肿胀、疼痛，活动受限。

(二)肌痉挛

晚期由于疼痛而有肌肉痉挛。

(三)畸形

膝关节屈曲挛缩和内、外翻畸形。

(四)压痛

常在初诊时发现全关节结核肿胀明显，肌肉萎缩，关节间隙狭窄，骨质破坏，活动受限，伴有疼痛和压痛。

(五)窦道形成

常有窦道形成，合并感染。

三、检查

(一)实验室检查

1.红细胞沉降率

在疾病活动期可增快。

2.血常规

常有轻度贫血。

3.脓液培养

在未经治疗者，结核分枝杆菌阳性率为70%左右，滑液培养阳性率为40%左右。

4.CRP

在疾病活动期可升高。

5.病理检查

常发现典型病变。

(二)影像学检查

1.X线检查

(1)单纯滑膜结核：X线片可表现为髌上囊扩大或髌上、髌下和膝后滑膜囊的增生肥厚，病程较长的有时可见因脂肪垫水肿及炎性细胞的浸润而使髌下脂肪垫透明阴影消失。另外，股骨下端及胫骨上端可出现普遍的骨质疏松。关节间隙可因较多的关节积液或滑膜增生肥厚而扩大或狭窄。腘后三角组织脂肪内的淋巴结肿大在X线片上看到有结节状密度增高影。

(2)骨结核：早期膝关节周围软组织层次不清，晚期则主要表现为肿胀。骨骼改变为中心型结核和边缘型结核两种，常见于股骨下端和胫骨上端，髌骨结核少见。①中心型结核病变多见于股骨和胫骨的干骺端或骨骺，早期显示骨稀疏模糊，后期则因病灶渗出骨坏死及干酪病灶中的钙沉积，X线片可呈磨砂玻璃样改变。死骨游离，吸收后形成空洞。若有干酪样物栓塞动脉时，可出现大块致密的死骨。中心型结核的特点是不受骺板限制，病灶可跨越骨骺及干骺端的偏心型破坏。②边缘型结核主要表现在骨质边缘区的虫蚀样溶骨破坏，一般无死骨，髌骨的中心型结核的松质骨可大部分破坏，仅留骨外壳，有的还稍有膨胀，似骨巨细胞瘤。

(3)早期全关节结核：早期来自滑膜结核的全关节结核除了有滑膜结核的X线特点外，还可在骨质边缘见到小而局限的溶骨破坏；来自单纯骨结核者，则可见到滑膜肿胀及附近骨质的接触性破坏。早期的全关节结核软骨下骨板大部分保持完整，关节间隙正常或稍窄。

(4)晚期全关节结核：除上述早期改变外，可见骨破坏明显增加，软骨下骨破坏消失，关节间隙狭窄或消失，严重者可有骨性强直。畸形还可见病理性脱位，膝关节屈曲及内外翻，儿童患者可见股骨和胫骨的发育障碍，长期的混合感染可见骨质增生硬化性改变，存在时间较长的冷脓肿可发生钙化。

2.CT 检查

病灶多为单发；骨性关节面破坏，可有硬化边；关节周围软组织肿胀、脓肿及钙化；关节间隙变宽或变窄，关节腔积液；关节邻近骨质疏松；关节脱位等。

3.MRI 检查

MRI 可较细致地观察关节软骨和软骨下骨质的破坏情况，对滑膜增生以及关节周围软组织的改变亦显示较好，对关节结核的诊断和鉴别诊断有很大帮助。MRI 对病灶及范围显示更佳，病灶一般 T_1WI 为等低信号，T_2WI 为等高信号，压脂为高信号，增强见强化。

(三)关节镜检查

关节镜检查对早期诊断膝关节滑膜结核具有独特价值，还可做活检和镜下滑膜切除术。

四、诊断及鉴别诊断

诊断应根据临床表现、体温、红细胞沉降率、X 线检查，必要时及时做活检以确定诊断。注意早期确诊，有时股淋巴结肿大，有结核病史。

结合病史、全身和局部症状、实验室检查、影像等情况进行分析诊断不难。

(一)类风湿关节炎

早期常于单侧膝关节发病，故与单纯滑膜结核不易区别。可通过类风湿因子、结核菌素试验、关节液结核分枝杆菌涂片镜检或培养和滑膜活检来明确诊断。

(二)化脓性关节炎

急性感染易鉴别,慢性感染鉴别较困难。慢性感染常发生在全身其他部位的化脓性感染之后,故常需做关节穿刺液的细菌学检查。

(三)创伤性滑膜炎

通常有明确外伤史,青壮年发病多,没有全身结核症状。以局部关节肿胀积液为特点,关节穿刺液可呈淡黄清亮或血色,X 线片示无骨质变化。

(四)色素绒毛结节性滑膜炎

本病为类肿瘤病,分为绒毛和结节两型。以膝踝关节多发,病史可长达数年到数 10 年之久。关节肿胀,扪之可有"面团"感或结节感。关节功能一般不受影响,红细胞沉降率不快,长期病例可在骨质边缘有小的溶骨破坏,行关节穿刺可抽出暗血性或咖啡样液体。病理活检可确诊。

(五)血友病性关节病

血友病性关节病多见于男孩,常有母系家族史。平时患者即有出血倾向,关节积液反复发作,关节抽液为血性,X 线片表现为骨膜下血肿钙化,关节间隙狭窄,关节面不规则,尤以股骨髁间窝变深加宽为特点。

(六)夏科氏关节病

夏科氏关节病亦称神经性关节病,其特点为关节破坏严重,关节肿胀、出血,关节面破碎而关节功能受限不明显,无局部疼痛或极轻微。有些患者关节的异常活动还增加。神经系统检查可见患肢深感觉减弱或消失。

(七)骨性关节炎

骨性关节炎主要是老年人发病,关节疼痛以休息后疼痛及行走劳累后疼痛为特点,可合并有腘窝囊肿存在,囊肿大小常随关节疼痛严重程度变化,休息一段时间,囊肿常缩小或消失。抽液则与普通关节液相同。无红细胞沉降率增快及骨质破坏等体征。

(八)骨脓肿

此病为低毒性局限性的骨感染,发病缓慢,隐痛,劳累后加重,好发于股骨下端和胫骨上端干骺区。X 线片可见局部溶骨破坏,周围骨硬化,并有骨膜反应和新骨生成。通过病理学和细菌学检查可确诊。

(九)滑膜软骨瘤病

滑膜软骨瘤病患者可见滑膜肿胀,触之有很多活动小结节,X 线片可见关节腔内有很多大小不一的游离体或钙化点。

(十)剥脱性骨软骨炎

剥脱性骨软骨炎是指外伤后,骨软骨骨折或反复轻度外伤导致血运障碍,骨软骨坏死脱落所致;或与细菌栓子或脂肪栓塞终末动脉以及家族遗传等有关。常发生在膝关节易受损的股骨髁部。临床表现有膝关节疼痛,反复的肿胀或绞锁。X线片所见早期无明显变化或有软骨下骨质线样吸收变化,晚期可见股骨髁有明显的骨质吸收坏死或骨缺损影像。根据MRI及关节镜检查可做出诊断。

(十一)肿瘤

膝关节内可能有滑膜肉瘤需要鉴别。疼痛剧烈,病程进展快,触之滑膜肿块呈大块分叶状,可有钙化,可侵蚀破坏骨骺。另外,其他好发于膝关节附近股骨下端胫骨上端的肿瘤有骨巨细胞瘤、骨肉瘤、纤维肉瘤、尤文瘤和网织细胞瘤等,一般鉴别不困难。

五、治疗

(一)全身治疗

支持疗法改善全身健康情况。

(二)抗结核药物治疗

应早期、适量、规律、全程使用抗结核药物治疗。

(三)牵引

可迅速减轻症状,用皮肤牵引使关节伸直。

(四)手术治疗

1.单纯滑膜结核治疗

关节内注射链霉素,每次1 g,每周1～2次,约12周,若无效,应早期手术。若大部分软骨完整,可做病灶清除术,清除病变滑膜、髌上脂肪,软骨面上肉芽,若半月板受累也需切除。术毕完全止血,置患肢于托马夹板上,用皮肤牵引,保持关节伸直。以后逐渐活动关节,但休息时要保持伸直,抗结核药物持续半年,在儿童多能保全关节的一定活动度。

2.单纯骨结核治疗

应及早清除病灶,以免向关节扩散。

3.早期全关节结核治疗

病灶清除术。

4.晚期全关节结核治疗

骨质有明显破坏,应在彻底清除病灶后融合膝关节于功能位。

(1)病灶清除和膝关节加压融合术。

(2)膝关节截骨融合术。

参考文献

[1] 王林亮,唐云德,段修芳.骨科临床诊疗学[M].武汉:湖北科学技术出版社,2016.

[2] 裴福兴.骨科临床检查法[M].北京:人民卫生出版社,2019.

[3] 陈文广,刘文军,张国博.临床骨科学新进展[M].上海:上海世界图书出版公司,2017.

[4] 曹启斌.现代骨科规范化治疗[M].天津:天津科学技术出版社,2018.

[5] 刘非.实用骨科肿瘤学[M].天津:天津科学技术出版社,2018.

[6] 刘昊.骨科疾病救治要点[M].哈尔滨:黑龙江科学技术出版社,2019.

[7] 李国梁.实用骨科微创技术[M].长春:吉林科学技术出版社,2016.

[8] 于文军.创伤骨科诊疗学[M].北京:中国纺织出版社,2018.

[9] 王冰.骨科医学新进展[M].天津:天津科学技术出版社,2017.

[10] 赵志荣,全小明,陈捷.骨科护理健康教育[M].北京:科学出版社,2018.

[11] 王建航.现代创伤骨科急救学[M].西安:西安交通大学出版社,2018.

[12] 施勤,张文.骨科常用实验技术方法[M].苏州:苏州大学出版社,2017.

[13] 蔡善保.骨科临床诊治精要[M].北京:科学技术文献出版社,2016.

[14] 杨勇.实用骨科运动医学[M].北京:金盾出版社,2018.

[15] 张保权.新编骨科疾病诊断治疗学[M].长春:吉林科学技术出版社,2017.

[16] 沙连生.创伤骨科诊疗实践[M].北京:科学技术文献出版社,2018.

[17] 解冰.实用骨科诊治手册[M].沈阳:辽宁科学技术出版社,2016.

[18] 马文辉.骨科疾病临床诊疗[M].长春:吉林科学技术出版社,2019.

[19] 霍存举,吴国华,江海波.骨科疾病临床诊疗技术[M].北京:中国医药科技出版社,2016.

[20] 崔继君.创伤骨科治疗精要[M].哈尔滨:黑龙江科学技术出版社,2016.

[21] 陈品奇.骨科临床检查与诊断[M].昆明:云南科技出版社,2019.

［22］唐佩福，毕文志.骨科临床路径［M］.北京：人民军医出版社，2018.
［23］曹贵君.骨科疾病诊治与康复［M］.长春：吉林大学出版社，2019.
［24］管廷进.创伤骨科诊疗学［M］.天津：天津科学技术出版社，2018.
［25］陈丽君，陆萍，郑祺，等.骨科疾病健康教育手册［M］.杭州：浙江大学出版社，2017.
［26］李欢.实用骨科诊疗学［M］.天津：天津科学技术出版社，2016.
［27］王进.骨科疾病诊治与康复［M］.天津：天津科学技术出版社，2018.
［28］张超.现代骨科新进展［M］.长春：吉林科学技术出版社，2019.
［29］洒海涛.临床骨科精要［M］.天津：天津科学技术出版社，2018.
［30］刘顺法.实用骨科疾病诊疗技术［M］.长春：吉林科学技术出版社，2017.
［31］陶晓冰.骨科医学新进展［M］.长春：吉林科学技术出版社，2016.
［32］朱福星.骨科疾病诊断与治疗［M］.北京：科学技术文献出版社，2019.
［33］杨金星.现代骨科治疗学新进展［M］.长春：吉林科学技术出版社，2017.
［34］董威.骨科疾病解析与护理［M］.北京：科学技术文献出版社，2019.
［35］叶永平.骨科基础与微创技术［M］.北京：科学技术文献出版社，2018.
［36］胡光蕾.骨科临床新进展［M］.天津：天津科学技术出版社，2018.
［37］杨勇.现代临床骨科学［M］.长春：吉林科学技术出版社，2017.
［38］董震，江正康，杨浩森，等.临床骨科诊疗策略［M］.北京：科学技术文献出版社，2019.
［39］张英泽.创伤骨科治疗的现状与展望［J］.中华外科杂志，2019，57(1)：19-22.
［40］罗梅梅，李永红，冯雯.提高骨科手术周转率的管理方法探讨［J］.中国卫生产业，2019，16(1)：63-64.
［41］李凤宇.微创技术在创伤骨科临床治疗中的应用［J］.锦州医科大学学报，2019，40(3)：58-60.
［42］聂磊.外固定架在创伤骨科治疗中的临床疗效观察［J］.中国医药指南，2019，17(8)：74-75.
［43］田伟.协同创新，建立智能骨科手术体系［J］.科技导报，2019，37(10)：39-40.
［44］胡文勇.骨科医生说骨骼生长［J］.现代养生，2019(16)：25-26.
［45］裴国献.数字骨科：骨科领域的第三次技术浪潮［J］.中华创伤骨科杂志，2019，21(1)：3-5.